LE LIVRE DU SOMMEIL

—

RÉSOUDRE SIMPLEMENT LES PROBLÈMES D'INSOMNIE

Delbert Curtis

Copyright © 2020 Delbert Curtis

Tous droits réservés. Aucune partie de ce livre ne peut être reproduite ou utilisée de quelque manière que ce soit sans l'autorisation écrite du détenteur des droits d'auteur, sauf pour l'utilisation de citations dans une critique de livre.

PREMIÈRE ÉDITION

BooksForaChange.Com

Dépôt légal, février 2020
Prix de vente public : 12,99€ TTC

ISBN : 978-2-9571573-4-1
EAN : 9782957157341

Clause de non-responsabilité

Ce livre détaille les expériences personnelles de l'auteur et ses opinions dans "LE LIVRE DU SOMMEIL, RÉSOUDRE SIMPLEMENT LES PROBLÈMES D'INSOMNIE". L'auteur n'est pas un professionnel de la santé. Vous comprenez que ce livre n'est pas destiné à remplacer la consultation d'un professionnel de la santé, tel que votre médecin. Avant d'entreprendre un programme de soins ou de modifier votre mode de vie de quelque façon que ce soit, vous devez consulter votre médecin ou un autre professionnel de la santé. Ce livre fournit du contenu lié aux questions de santé physique et mentale. En tant que telle, l'utilisation de ce livre implique votre acceptation de cette clause de non-responsabilité.

L'auteur et l'éditeur fournissent ce livre et son contenu "tels quels" et ne donnent de garanties d'aucune sorte en ce qui concerne ce livre ou son contenu. L'auteur et l'éditeur déclinent toute responsabilité quant à son usage, y compris, par exemple, les garanties de qualité marchande et de soins de santé pour un usage particulier. De plus, l'auteur et l'éditeur ne déclarent ni ne garantissent que les informations de ce livre soient exactes, complètes ou à jour. Les déclarations concernant les produits et services ne sont pas destinés à diagnostiquer, traiter, guérir ou prévenir une maladie. Veuillez consulter votre médecin ou votre spécialiste pour connaître les suggestions et les recommandations formulées dans ce livre. Sauf indication contraire dans le présent ouvrage, ni l'auteur ou l'éditeur, ni aucun auteur, contributeur ou autre représentant ne pourra être tenu pour responsable des dommages découlant de l'utilisation du présent ouvrage ou s'y rapportant.

Échangez avec d'autres lecteurs

Retrouvez la communauté de lecteurs sur le forum :
http://www.booksforachange.com/fr/forum-sommeil-insomnie/

Accédez aux téléchargements gratuits, forums, news...
http://www.booksforachange.com/fr/

Instagram

#SleepKeys
#SleepCuts

Soyez informés sur Instagram : @SleepCounselor

Twitter

Suivez les publications Twitter sur : @SleepCounselor

Table des Matières

Introduction

J'AI connu pendant plus de vingt ans des nuits d'insomnie chronique, bien plus éveillé à trois heures du matin que durant la journée. Je connais bien ces nuits sans sommeil et sans fin. Cette interminable attente qui conduit les derniers espoirs jusqu'à l'aube. Comment cela est-il possible d'être tenu éveillé des nuits durant et n'avoir droit au répit de quelques heures de sommeil qu'une fois le matin venu, quand il faut déjà se lever…

Depuis maintenant de nombreuses années j'ai pu résoudre définitivement mes problèmes d'insomnie. Cela m'a permis de changer profondément mon rythme de vie. Je suis comme vous, et en regardant en arrière maintenant faire ce changement était loin d'être difficile. Mais encore fallait-il savoir comment le faire.

Si vous entreprenez la lecture de cet ouvrage, c'est que nous partageons certainement une même expérience. Nous avons vécu des difficultés semblables, des interrogations identiques, une même épreuve. Je sais bien ce que c'est d'être fatigué dès le réveil et pourtant devoir faire face à ses responsabilités. Devoir lutter pour se concentrer chaque jour, essayer de faire au mieux pendant les périodes de stress pour être présent. Ne pas se laisser déborder par des émotions qui viennent à fleur de peau, avec la fatigue toujours présente.

J'ai essayé tout ce qui me semblait être utile : les bains chauds, les tisanes, se coucher tôt, les pilules, l'homéopathie… Je me suis refusé toutefois à essayer les cures hormonales auxquelles j'ai préféré entraîner des centaines de troupeaux de moutons qui auraient pu finir par participer aux jeux olympiques. J'ai consulté des spécialistes de nombreuses disciplines, ce qui m'aura aidé un peu sur un point ou un autre, sans jamais réussir à résoudre définitivement mon problème d'insomnie. Je leur dois de bons conseils et vous transmettrai ceux qui ont été les plus efficaces, mais combien d'années passées sans trouver de solutions ?

Je sais ce que c'est que de passer des nuits entières à penser, à réfléchir, à essayer de trouver des réponses. À comprendre pourquoi. Pourquoi moi ? Pourquoi ne puis-je pas avoir droit à ce repos ?

Ce livre est celui que j'aurais aimé pouvoir lire à cette

époque.

Aujourd'hui, cela fait sept ans que j'ai pu régler une fois pour toutes mon problème d'insomnie. Cela s'est fait en développant une méthode qui m'a permis de mettre fin à ce rythme insoutenable. À présent je peux m'endormir régulièrement sans difficulté, avec calme, "comme tout un chacun". Je sais réguler mon rythme de sommeil, ce qui me permet d'être énergique, efficace dans mon travail, et pleinement présent pendant la journée. Jour après jour je peux à présent développer la vie que je souhaite. Une vie saine, épanouie et sans l'angoisse du réveil. L'ensemble de ma vie diurne s'est également largement amélioré, comment pourrait-il en être autrement ?

Je crois fermement en notre capacité individuelle à résoudre nos propres difficultés par la volonté. Ce qui est particulièrement vrai pour les problèmes liés au sommeil. Cela est possible simplement grâce à l'apprentissage, l'auto-observation et l'application d'une méthode claire étape par étape. C'est ce que vous trouverez dans ce livre.

❊ ❊ ❊

Aux États-Unis environ 40 % de la population, soit plus de 1 personne sur 3 dort moins de 7 heures par nuit [1]. Le manque de sommeil est devenu un problème de société. La moyenne d'heures de sommeil est passée de 9 h en 1910 à 6,8 heures par nuit de nos jours [2]. On peut y voir un reflet de notre société hyper active, qui vise un nombre toujours plus important d'informations et de stimuli au cours de la journée. Il nous faut aujourd'hui composer avec un monde dont il est de plus en plus difficile de se déconnecter et par conséquent réussir à se reconnecter à soi-même.

Si vous parcourez ce livre, c'est que déjà vous êtes en chemin vers une solution. Pour cela, Bravo ! Vous avez fait le choix du changement, c'est en cherchant que l'on trouve. Et je souhaite que ce livre soit le dernier que vous ayez à lire sur le sujet.

Votre parcours et vos difficultés sont uniques. Il n'y a pas de méthode miracle et sans effort. Le changement demande toujours un minimum d'engagement. S'il n'y a pas d'outil miracle, il y a pourtant des conseils sains qui s'appliquent à tous. Il y a également un chemin à suivre étape par étape sur lequel vous pouvez être guidé. Je ne suis pas médecin, mais comme vous quelqu'un qui a enduré des années d'insomnies et aujourd'hui je suis heureux de les avoir laissées derrière moi et de pouvoir publier mon apprentissage et la méthode que j'ai mise au point.

C'est après avoir partagé avec des proches la méthode que j'ai conçue pour régler mon problème d'insomnie et constaté son efficacité que ce livre est né, ceci afin de permettre à d'autres d'en profiter.

※ ※ ※

Les problèmes causés par le manque de sommeil sont nombreux. Pour avoir une simple idée, sur le territoire américain, environ 20 % des accidents de la route entraînant des séquelles sont causés par des états de somnolence au volant [4]. C'est dire que les risques ne se limitent pas à quelques mauvaises nuits.

Pour motiver son engagement, il est bon d'observer les bénéfices que l'on peut en retirer, non pas uniquement dans l'immédiat, mais essentiellement à long terme. De nombreuses études montrent qu'un bon sommeil a pour bienfait de : réduire la prise de poids, diminuer les risques cardiaques, d'Alzheimer et d'hypertension, augmenter la capacité de concentration, aider à trouver des solutions créatives, améliorer la mémorisation, la stabilité de notre humeur, diminuer le risque de diabète de type 2, améliorer la libido chez les hommes [5].

Tout cela est gratuit et à notre disposition. Faut-il en dire plus pour se lancer ?

Qui pouvez-vous devenir une fois l'insomnie laissée derrière vous ? Voilà une question qui permet de mettre toute son énergie dans le changement. Et ce changement n'est peut-être pas si loin ! Une fois la souffrance des nuits sans sommeil disparue, que peut-il se réaliser en vous ? Quels changements de vie peuvent s'opérer en vous ? L'objectif est soi-même Devenir libre et plein d'énergie pour soi et pour les autres.

Ce livre se veut être le plus condensé possible. Il ne s'agit pas d'un inventaire décrivant l'ensemble des pathologies du sommeil, ce qui serait extrêmement long et en ferait un assommoir de chambre à coucher. Le but de cet ouvrage est d'être pratique, clair et direct, vous enseignant une méthode qui peut vous permettre de retrouver le sommeil rapidement et surtout durablement. Bienvenue vers le changement, ici et maintenant.

Chapitre 1 : Comment ce livre est né

CHAQUE parcours est différent. En ce qui me concerne dès ma naissance j'ai eu des nuits très courtes, et par conséquent mes parents aussi. Autour de sept ans, je me suis posé la question de savoir comment réussir à m'endormir. Les problèmes de sommeil ont fait partie de ma vie dès mon plus jeune âge. Vers sept ou huit ans, j'avais essayé de trouver une méthode qui me permettait de trouver le sommeil plus facilement en me basant sur le rythme respiratoire : c'était un début de solution. Bien que cette technique soit bonne, je me suis rendu compte rapidement qu'elle n'était plus suffisante lorsque les contraintes de la vie de jeune adulte pointèrent le bout de leur nez.

Cette question m'a accompagné pendant de très nombreuses années. Comme pour beaucoup à l'adolescence mon rythme de sommeil était relativement décalé, mais la capacité physique et mentale de mon âge palliaient les nombreux manques de sommeil que je pouvais rencontrer. À l'âge adulte, le stress environnant de la ville, du travail et un rythme de vie accéléré ont vite dégradé davantage la qualité de mon sommeil. Je tenais souvent les journées d'études, puis de travail, comme de nombreuses personnes, grâce au rythme de trois à cinq cafés par jour afin de pouvoir faire face à mes obligations. Ma qualité de vie était relativement pauvre et se faisait aux dépens de mon corps, d'une perte de qualité dans mon travail et dans mes relations.

Selon l'école de médecine de Pennsylvanie, 25 % de la population américaine rencontre des problèmes d'insomnie aiguë chaque année [3]. Par chance dans 75 % des cas, les personnes arrivent à retrouver un sommeil régulier sans développer de problème chronique. Cela laisse malheureusement des millions de personnes souffrant d'insomnie, aux prises avec de grande difficultés et dangers dans leur quotidien.

Dans cette suractivité, notre espace de temps libre personnel est sérieusement diminué. Il finit par s'écouler hors de nos vies dans des activités superflues. On peut y voir le symptôme invisible de l'accélération de notre époque. Ce temps nous est pourtant précieux pour pouvoir être ancré en soi-même. Il nous faut pouvoir le reconquérir.

Je n'avais pas pensé ni prévu d'écrire un livre à ce sujet mais constatant que cette méthode était simple et efficace je la diffuse de façon la plus large. Après cette courte présentation, je laisserai donc autant que possible ma propre expérience de côté pour ne décrire que les apprentissages qui me semblent les plus importants et la méthode que j'ai développée.

Cet apprentissage est court. J'ai lu trop de livres où je me demandais si le sommeil allait venir par la lecture d'un texte trop long ou des conseils apportés. Notre but est de réussir à améliorer rapidement votre sommeil, votre qualité de vie afin que vous puissiez développer la vie que vous souhaitez.

Chapitre 2 : Trouvez l'origine - touchez la solution

DANS une étude réalisée en France par l'INSERM, 45 % des 25 à 45 ans considèrent qu'ils manquent de sommeil. En moyenne en France la population dort 1 h 30 de moins de nos jours qu'il y a 50 ans. La réduction du temps de sommeil est une réalité dans l'ensemble du monde occidental et un phénomène qui s'est généralisé dans le monde contemporain.

Il n'y a pas de baguette magique, mais un grand nombre d'habitudes qui sont saines et simples à adopter. Nous sommes tous différents et devons faire face à des situations qui le sont également.

Tout d'abord, il faut considérer avec sincérité son état psychique. La perte de sommeil ne s'effectue pas d'un coup, c'est un problème qui s'établit au fil du temps [6]. Si vous souffrez de troubles du sommeil, il est très probable que ce soit lié à votre rythme de vie, aux différentes préoccupations personnelles, familiales, ou professionnelles. Cela peut être dû à l'anxiété produite par un changement d'environnement tel que l'installation dans un milieu urbain (bruits, lumière …), ou par un changement interne (émotionnel, psychologique ou encore lié à une maladie). Il est donc également essentiel de réfléchir aux problématiques qui sont à l'origine de ces troubles.

Pour les personnes souffrant de problème psychique tel que la dépression ou d'autres troubles, il faut avant toute chose consulter son médecin ou un spécialiste qualifié. Si ce livre contient des conseils pouvant aider à améliorer les difficultés nocturnes, il faut diriger ses efforts vers le traitement de la pathologie afin de résoudre les questions fondamentales.

Conventionnellement, on distingue l'insomnie selon sa durée et son lien ou non avec une autre maladie. Lorsqu'elle est occasionnelle et très perturbatrice, l'insomnie est souvent dite aiguë. Lorsque celle-ci s'inscrit dans la durée, on parle d'insomnie chronique.

On parle également d'insomnie dite :

- **Primaire** : lorsqu'elle s'applique aux personnes dont les problèmes de sommeil ne sont pas directement associés à d'autres problèmes de santé.

- **Secondaire** : lorsqu'une personne a des problèmes de sommeil liés à une autre cause. Un problème de santé par exemple : asthme, dépression, arthrite, cancer, troubles somatiques comme des brûlures d'estomac, une douleur, ou encore une dépendance à des médicaments ou une substance (comme l'alcool).

Il est important de comprendre que l'on devient insomniaque progressivement. Il s'agit le plus fréquemment d'une dérégulation de notre vie suite à un événement. Il peut y avoir de nombreuses origines telles qu'un stress intense (suite à la perte d'un proche, d'un emploi, un déménagement). Des troubles dus à l'anxiété, un surmenage, une maladie, une douleur physique ou psychique. Des problèmes dus à son environnement (bruit, chaleur ou lumière) à l'utilisation de certains médicaments ou encore à un changement de rythme de vie (travail de nuit, jet lag…) [7].

Des recherches récentes s'appliquent à montrer le lien fort entre la gestion des émotions, qui selon les individus vont provoquer plus ou moins d'anxiété et l'insomnie. Selon les cas, l'insomnie est parfois la conséquence ou parfois la cause des troubles. Elle peut par exemple être la conséquence d'un choc émotionnel lors d'une rupture. Mais elle peut également être la cause d'autres dérèglements de notre système, ce qui touche environ 24 % à 36 % des personnes ayant des insomnies [8]. La relation cause ou conséquence dépend de chaque cas, mais l'insomnie engendre de nombreuses difficultés psychiques et physiques auxquelles il nous faut faire face.

Tout commence ainsi, quel que soit le trouble dont on souffre, il faut accepter sincèrement que le changement est possible en y allant pas à pas. La question ne devient plus alors celle de la rapidité, mais de la direction du changement qu'il nous faut opérer. La route se fait ensuite jour après jour. L'important est le maintien de la bonne direction.

Pourquoi tout cela ? Car il y a une chose essentielle à comprendre : c'est qu'il n'y a pas de démarche, pas de méthode qui puisse régler le problème définitivement par une simple lecture. Vous êtes le ou la seule à avoir la possibilité de vous guérir, de mettre fin au problème qui aura initié votre insomnie.

Comment ? En cherchant à être en paix avec vous-même. En cheminant petit à petit vers la résolution des problématiques qui vous habitent.

N'ayez pas peur. On sait tous que les choses prennent du temps à se régler. À travers ce livre nous allons commencer un chemin ensemble pour vous permettre d'améliorer rapidement vos difficultés liées à l'insomnie. C'est le début d'un chemin, et ce chemin vous pourrez naturellement le continuer par vous-même.

Il est important de pouvoir trouver l'aide dont vous pouvez avoir besoin autour de vous.

Consultez votre médecin qui saura vous rediriger vers un spécialiste si besoin. Cela est d'autant plus important pour les personnes souffrant d'insomnie secondaire, liée à une maladie ou une dépendance. Les conseils et la méthode décrite dans ce livre vont vous aider à trouver de nombreuses clefs, et vous donner les outils que j'ai développés, mais elle ne prétend pas pouvoir résoudre les troubles de tous. Une telle méthode n'existe pas à ma connaissance.

Voici deux conseils :

- Personne d'autre que vous ne peut faire le chemin vers le changement. On peut par contre vous donner de précieuses indications sur le chemin à suivre.
- Le changement ne s'effectue jamais en un instant, il ne s'agit pas d'une réalisation soudaine et absolue, mais d'une série de pas, de compréhensions, d'essais ainsi que de petits changements dans le quotidien qui vont résoudre progressivement puis définitivement les problématiques. Cela ne veut pas dire que la difficulté de la situation à laquelle vous faites face n'a pas de résolution immédiate. Au contraire, il faut comprendre que vous allez pouvoir agir de suite, mais que la résolution complète, elle, se fera dans le

temps et plus ou moins rapidement en fonction de vous et de votre situation. Le changement se dessine si on le décide et si l'on s'y conforme.

Chapitre 3 : Les améliorations simples et rapides

Chapitre 3.1 : Les améliorations techniques

PLUSIEURS techniques peuvent permettre d'améliorer son sommeil grâce à quelques solutions purement pratiques. Une bonne insonorisation du lieu est importante. Le fait de pouvoir profiter du calme sonore pendant une nuitée permet d'éviter un réveil pendant celle-ci, et surtout les difficultés à se rendormir. Cela évite aussi un retard à l'endormissement provoqué par une gêne extérieure.

Changer l'insonorisation d'une pièce reste relativement complexe et souvent coûteux. S'il s'agit d'un lieu de vie dans lequel vous savez que vous allez passer vos prochaines années alors il peut être important d'envisager des travaux. Sinon d'autres solutions telles que l'utilisation des boules Quies que tout le monde connaît et dont la réputation n'est plus à faire permettent de retrouver le calme rapidement. Il existe des modèles en mousse avec une bonne réduction du niveau sonore environ 35 dB et d'autres en cire permettant une réduction de 27 dB. Cependant en fonction de la fréquence auditive des sons qui peuvent vous gêner les unes peuvent être plus efficaces que les autres. Certaines personnes préféreront les modèles en cire, car ils peuvent être modelés parfaitement à la forme du conduit auditif et être plus imperméables à certains bruits. Faites attention tout de même à ne pas modeler une forme trop allongée où vous rencontreriez des difficultés pour les retirer.

Ces modèles ont cependant le défaut de leurs qualités, et peuvent vous empêcher d'entendre le réveil le matin. Cela risque d'arriver surtout si vous manquez de sommeil à moins de mettre votre alarme extrêmement fort, ce qui risque de gêner votre compagne ou vos voisins.

Il y a alors deux solutions : soit l'utilisation d'un réveil avec une lumière naturelle augmentant graduellement la luminosité. Un dispositif que je recommande fortement d'essayer car il peut améliorer réellement la qualité du réveil de tous ceux qui ont des réveils difficiles. Sinon une autre solution consiste à s'endormir avec une musique calme à l'aide d'écouteurs confortables. Ceux-ci ont la qualité de leurs défauts, à savoir leur instabilité dans l'oreille. Cela présente un certain avantage et permet de s'endormir avec les écouteurs, les mouvements nocturnes les faisant tomber pendant la nuit, il y a donc peu de risque de louper le réveil le matin.

La température de la pièce où vous dormez est également

très importante. La température recommandée est de 18 °C. Une pièce trop chaude ou trop froide peut vous causer des difficultés d'endormissement tout comme des réveils nocturnes. Par ailleurs, afin d'éviter ces interruptions de sommeil, il est recommandé de ne pas boire trop d'eau ou de tisane avant de s'endormir.

Au fil des saisons, l'habitat est également sujet à un constant changement d'humidité. L'hygrométrie est la quantité d'eau contenue dans l'air. Si pour les nourrissons il est recommandé d'humidifier l'air, une hygrométrie située entre 40 % et 60 % d'humidité dans l'air est idéale pour les adultes. Vous pouvez trouver sur internet de petits thermomètres d'intérieur avec une fonctionnalité permettant de la mesurer. Pour une somme très modique, cela permet de se rendre compte de la qualité de l'air dans son habitat et de l'améliorer.

Si comme dans beaucoup de bâtiments vous voyez un niveau d'humidité trop important en particulier l'hiver, ou si vous vous situez non loin d'un plan d'eau ou zone maritime, il existe des solutions efficaces afin d'assainir l'air. Pour cela, privilégiez l'achat d'un déshumidificateur électrique qui sera bien plus efficace et ne comportera pas de risque pour la santé. En effet certains déshumidificateurs chimiques peuvent comporter des produits toxiques pour la santé et sont relativement peu efficaces en comparaison. Le volume d'air traité des modèles électriques, souvent équipés de refroidisseur à effet Pelletier est d'autant plus grand qu'ils sont équipés d'un ventilateur permettant de brasser l'air de la pièce. Ils ont enfin l'avantage pour certains d'entre eux de comporter des filtres à air réduisant la présence bactérienne dans l'air.

Si vous ou votre conjoint êtes sujet à des problèmes de ronflement qui compliquent la nuitée de l'autre, vous pouvez essayer les sprays contenant de l'eau de mer. Ceux-ci permettent un bon nettoyage des narines, améliorent l'oxygénation du corps pendant le sommeil et réduisent le risque de ronflements. Il existe également des orthèses dentaires, dentiers anti ronflement efficaces. Pour cela, consultez votre dentiste. Un dentier mal adapté ou de mauvaise qualité pourrait créer des problématiques dentaires qu'il est préférable d'éviter.

Une luminosité extérieure pénétrant dans votre chambre peut également être dérangeante. Des volets mal adaptés ou parfois inexistants peuvent troubler votre endormissement s'il y a un éclairage nocturne proche. Cela peut également produire un réveil trop tôt le matin. Les solutions techniques sont plus simples pour cela. Vous pouvez trouver des rideaux occultant de bonne qualité. Prenez soin d'utiliser des rideaux spéciaux parfaitement opaques et qui ne laisseront pas passer la lumière, ce qui n'est pas le cas des rideaux classiques. Il est recommandé de les disposer au plus proche de la fenêtre. Gardez une marge de chaque côté

la plus large possible pour couper tout rayonnement
lumineux.

Chapitre 3.2 : Les améliorations psychiques

C'EST certainement déjà un travail que vous avez entrepris. Je peux vous confirmer son importance. Prendre chaque jour le temps et le soin de réduire les problématiques du quotidien, de résoudre les questions qui vous paraissent envahissantes dans votre vie éveillée est essentiel. C'est un travail qui s'inscrit dans la durée et qui apportera ses fruits dans l'amélioration de la qualité de votre sommeil également.

Nous sommes parfois soumis à des phases anxieuses, cette méthode vous permettra de retrouver plus de calme à l'endormissement et un meilleur rythme de sommeil rapidement. Il existe aujourd'hui de nombreuses possibilités vous permettant d'incorporer la relaxation dans votre quotidien. La relaxation elle-même n'est qu'un moyen. Le but lui, est un état de paix qui puisse être de plus en plus présent dans votre vie de chaque jour.

Parmi les différentes techniques de relaxation vous pouvez avoir recours à différents types de yogas, de méditations ou d'exercices. Prenez bien le temps de vous renseigner afin de voir ce qui semble en phase avec vos besoins. Il existe des yogas extrêmement lents comme des yogas très dynamiques. Certains conviennent à un type de personne, mais ne sont pas adaptés à tous. Concernant les techniques de méditation, essayez de trouver un lieu qui vous corresponde. Cela peut être un lieu lié à une tradition (chrétienne, bouddhiste, soufi, hindou, …), pour laquelle vous vous sentez une affinité, un groupe de yoga pratiquant une méditation, ou encore un praticien dont vous avez entendu du bien. L'important est de trouver un endroit qui vous inspire.

Les techniques de méditation existent dans la plupart des traditions spirituelles et sont également accessibles dans des lieux entièrement laïques orientés vers le bien-être ou enseignés par des thérapeutes. Soyez ouvert, passer un temps dans un lieu qui n'est pas en lien direct avec sa culture ne vous engage à rien. Si cela ne nous convient pas, vous repartirez toujours en ayant appris quelque chose, que ce soit une technique ou en ayant côtoyé une culture différente. La très grande majorité des lieux sont habituée à recevoir des personnes de religions ou de cultures différentes. De nombreux lieux proposent des temps de méditation qui s'inscrivent dans un cadre parfaitement laïque. Il faut également savoir que la méditation est généralement un temps dans une pratique complète d'un yoga.

Si cela vous est étranger, ou que vous ne vous sentez pas dans un moment de vie où vous avez envie d'aller à la rencontre de ce type de lieux, vous pouvez simplement prendre une habitude, un temps pour vous concentrer sur votre souffle. Simplement respirer et ressentir un état paisible s'installer en vous. Si vous êtes en dehors de grandes agglomérations, vous pouvez aussi prendre l'habitude de vous balader pour retrouver le contact de la nature. Cela procure un apaisement automatique pour la plupart d'entre nous. Offrez-vous du temps. Vous verrez que le fait de vous accorder 10 ou 15 minutes vous permettra au quotidien de retrouver beaucoup plus de calme.

Vous pouvez également trouver des temps de relaxation, de régénération à travers des massages bien-être, la réflexologie, la sophrologie et toutes les différentes techniques corporelles.

L'idée clef est de faire grandir les moments de paix que vous vivez au quotidien. C'est en développant ceux-ci que peu à peu toutes les problématiques se résolvent et la qualité de vie éveillée comme endormie se trouve changée définitivement.

Chapitre 3.3 : Les excitants et dérégulateurs du sommeil

LA sensibilité aux différents excitants que nous trouvons dans notre société (légaux ou non) dépend entièrement de la constitution de chacun. Chaque personne aura une réponse et une tolérance différente à une substance ou une autre. Cependant, il est très probable que, quelle que soit votre sensibilité à un produit cela perturbe votre sommeil d'une façon ou d'une autre.

En général, il est déconseillé de prendre du thé ou du café sept à huit heures avant l'endormissement. D'où le dernier thé ou café avant 16 h. Pour certaines personnes, cela ira au-delà. Les différents colas sont à considérer de la même façon et pour ce qui est des boissons énergisantes évitez-les si possible, du moins arrêtez leur consommation avant 14h.

Il n'y a qu'une règle qui vaille réellement pour tous, c'est apprendre à se connaître au fil du temps. N'hésitez pas à tenir un petit carnet de bord. Nous allons voir ensuite un exercice que vous pourrez réaliser pendant plusieurs semaines en notant vos habitudes. Vous pourrez alors également noter les heures de prise des différents excitants que vous avez utilisés, et noter la qualité du sommeil que vous aurez eu ainsi que la sensation que vous ressentez après le réveil.

Les différentes drogues dites légères que ce soit le tabac, l'alcool, la marijuana, modifient de façon importante la qualité du sommeil. Bien que pour certains cela puisse faciliter l'endormissement dans un premier temps, l'accoutumance même légère a de grandes chances d'avoir décalé votre rythme de sommeil. Le mieux est d'établir un rapport sincère et sans complexe avec votre mode de vie et de pouvoir décrire vos diverses consommations.

Il est bon de savoir pour les personnes qui souffrent de réveils fréquents durant la nuit ou connaissant un sommeil léger, que la consommation de tabac augmente le risque de sommeil léger. La consommation d'alcool avant le coucher peut également avoir cet effet.

Ici il nous faut noter une mise en garde particulière : parmi toutes les solutions quelque peu magiques et instantanées disponibles en pharmacie, les pilules pour le sommeil ou barbituriques ont certainement plus de défauts que de vertus. Si vous les avez déjà essayées, vous avez dû constater que si elles peuvent aider à l'endormissement, le réveil est non seulement difficile, mais en général accompagné d'une sensation de lourdeur et un brouillard bien plus intense qu'à l'habitude et qui perdure au cours de la journée. Les pilules homéopathiques, du moins toutes celles que j'ai essayées, ont eu également cet effet, bien que moindre.

Nous avons vu ensemble que l'insomnie est provoquée par un dérèglement. Si grâce à ces moyens de substitution il vous est possible de vous endormir plus tôt pendant quelques nuits on en paie tout de même le prix. Leur effet n'étant pas garanti. On connaît en général de nombreuses nuits d'insomnie malgré leur prise. Ce qui est par contre quasiment sûr pour la plupart des cas, c'est que le lendemain sera difficile, car celles-ci ne permettent qu'un sommeil artificiel peu réparateur. Si vous avez pris l'habitude d'en consommer et que malgré celles-ci vos problèmes n'ont pas trouvé de solution, laissez-les de côté. Si elles vous ont été prescrites demandez l'avis de votre médecin. Il peut être nécessaire de réduire leur dose ou de changer de traitement avant de pouvoir arrêter leur prise. Si vous hésitez à les prendre, je vous conseillerais de ne pas les utiliser à moins d'être prescrites par votre médecin ou un spécialiste, car vous souffrez d'autres troubles. Veillez en tout cas à éviter toute automédication en utilisant une substance qui pourrait avoir des conséquences désastreuses sur votre santé.

Il n'est pas toujours facile de se défaire de certaines accoutumances, c'est pour cela qu'il est important avant tout de bien observer les effets sur votre psychisme et votre physique afin d'en prendre conscience. Cette conscience de votre fonctionnement vous permettra alors d'effectuer les bons choix bien plus facilement.

N'hésitez donc pas à noter sur un petit carnet ou sur votre téléphone les heures de prise d'excitants si vous avez du mal à vous souvenir de votre journée. Vous verrez que ce simple exercice vous permettra de réguler bien mieux votre consommation. Lorsque vous observerez la relation entre les prises des différents produits et vos heures d'endormissement ainsi que la qualité de sommeil observée, alors vous pourrez agir efficacement.

Faites d'abord des essais. Changez une habitude que vous avez repérée et que vous pensez susceptible de perturber votre sommeil. Au lieu de prendre un dernier café à 17 h 30, limitez-le à 15 h 30 pendant une semaine et voyez à la fin de la semaine. Si vous avez l'habitude de boire un peu d'alcool le soir, faites des essais sans rien prendre ou en arrêtant votre consommation sept heures avant votre coucher, et observez. Prenez des notes claires qui vous permettent de suivre vos habitudes.

Il peut paraître difficile ou impossible parfois d'arrêter

certaines habitudes. Ne soyez pas inquiet, il est relativement simple de commencer une discipline se donnant une limite horaire après laquelle on arrête sa consommation. Repensez à l'enjeu : la possibilité d'une vraie nuit de sommeil.

Ainsi, dans un premier temps vous ne vous privez pas trop, débutez simplement. Toutefois soyez disciplinés et parfaitement honnêtes avec vous-même dans vos prises de notes. Celles-ci sont pour vous, et uniquement consultables par vous. Vous pourrez les détruire ou les conserver une fois l'exercice effectué selon ce qui vous semble le plus commode. Simplement, faites-le en toute honnêteté. Il n'y aura personne pour vous juger, il s'agit juste d'observer et de développer une conscience claire de votre situation actuelle. Petit à petit vous pourrez ainsi trouver un rythme sain qui corresponde à votre mode de vie et qui ne soit pas une privation, mais au contraire une libération.

Chapitre 4 : Étudier son rythme de sommeil

LA première étape vers le changement comme dans de nombreux processus consiste à faire un bilan rapide. Cela afin de pouvoir comprendre les dysfonctionnements auxquels il faut remédier. Un graphique permet d'avoir une représentation claire et rapide d'un ensemble de facteurs complexes. Ce qui est le cas pour l'insomnie. Il est parfois surprenant de voir comme le simple fait d'écrire ses observations et de les représenter graphiquement pour les étudier provoque des prises de conscience qui peuvent être un pas important vers le changement.

Cet exercice m'avait été recommandé par un psychologue, ce qui m'a permis de me rendre compte qu'au-delà de l'insomnie mon rythme journalier de coucher et de lever était complètement chaotique. Bien que je n'étais pas dans une phase aiguë d'insomnie, il n'y avait rien de régulier dans mes habitudes d'endormissement. Je pouvais me coucher à 23 h comme à 2 h ou 3 h du matin. Parfois je pouvais m'endormir à 22 h en pensant que c'était parfait car enfin je récupérais des heures de sommeil, mais, jamais je n'avais considéré l'image de mon rythme de coucher dans son ensemble et je n'avais pas réalisé que je ne faisais que maintenir mon rythme chaotique.

La technique est extrêmement simple. Faites une copie du graphique disponible à la page suivante ou téléchargez-le à partir de mon site internet pour l'imprimer :

http://www.booksforachange.com/fr/free-sleep-evaluation-tools/

Le matin au réveil inscrivez votre heure approximative d'endormissement ainsi que l'heure de réveil et notez de 1 à 5 la qualité du sommeil en allant de 1 pour une très mauvaise nuit à 5 pour une nuit parfaite.

Déposez cette feuille près de votre lit ou dans un lieu à proximité pour y penser chaque jour. Pendant deux semaines, notez chaque jour votre rythme. Comme nous l'avons vu précédemment, complétez ces notes avec les heures de prise de tous les produits (café, alcool, drogues, tabac, médicaments ...), qui pourraient avoir un impact sur votre sommeil.

Vous pouvez trouver ci-dessous un modèle que vous pouvez utiliser (fig 1).

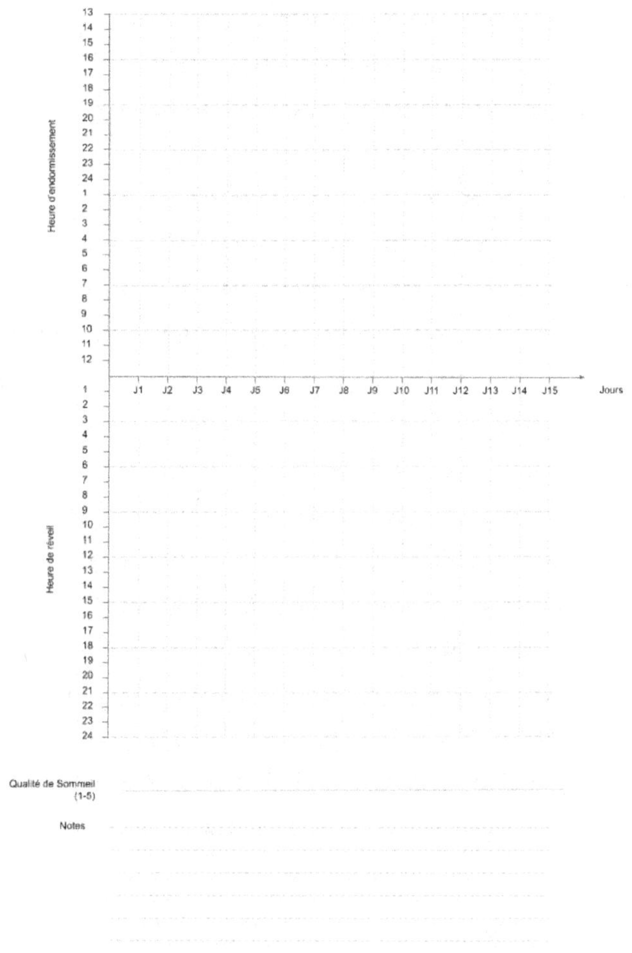

Fig. 1 - Modèle d'évaluation du sommeil

http://www.booksforachange.com/fr/free-sleep-evaluation-tools

Cet exercice va vous permettre de représenter graphiquement la courbe de votre sommeil. Cela vous aidera à comprendre quel est votre rythme réel de sommeil.

Si vos habitudes sont bonnes comme dans l'exemple ci-dessous (fig 2), cette courbe doit être relativement linéaire durant la semaine et peut avoir un décalage léger pendant le weekend même si l'idéal est d'éviter de compenser le week-end un manque de sommeil de la semaine.

Si vous observez des aléas importants entre les différents jours de la semaine tels que dans le graphique ci-dessous, cela doit vous faire comprendre que le manque de régularité dans vos horaires de coucher et/ou de lever vous empêche très probablement de résoudre vos troubles d'insomnie.

La figure ci-dessous vous montre un exemple de rythme du sommeil perturbé (fig 3).

Ce qui est excellent dans cet exercice est qu'il vous permettra de visualiser clairement votre rythme et d'y déceler de mauvaises habitudes. Vous l'aurez compris, pour avoir un bon rythme de sommeil il est important de trouver une régularité dans vos horaires de coucher et de lever. Parfois, le fait d'avoir un compagnon ou une compagne permet de se réguler bien plus facilement que seul. Toutefois pour les personnes ayant un sommeil léger, avoir quelqu'un à son côté peut au contraire constituer une difficulté. Entamez calmement le dialogue alors avec celui ou celle qui partage votre quotidien pour voir ce qui peut être amélioré. Proposez éventuellement de dormir séparément de temps à autre lorsque les difficultés de sommeil sont importantes.

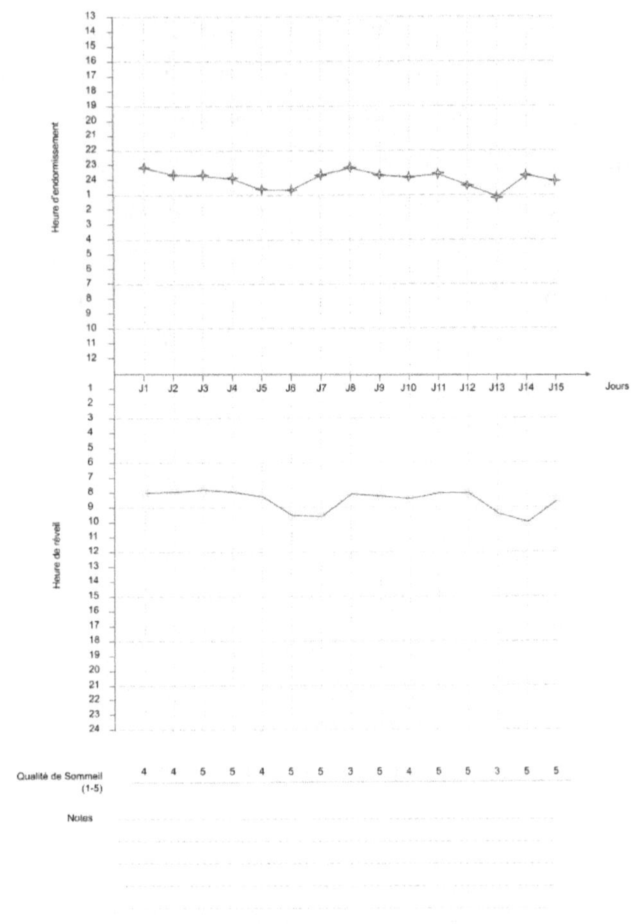

Fig. 2 - Exemple de rythme bénéfique

http://www.booksforachange.com/fr/free-sleep-evaluation-tools/

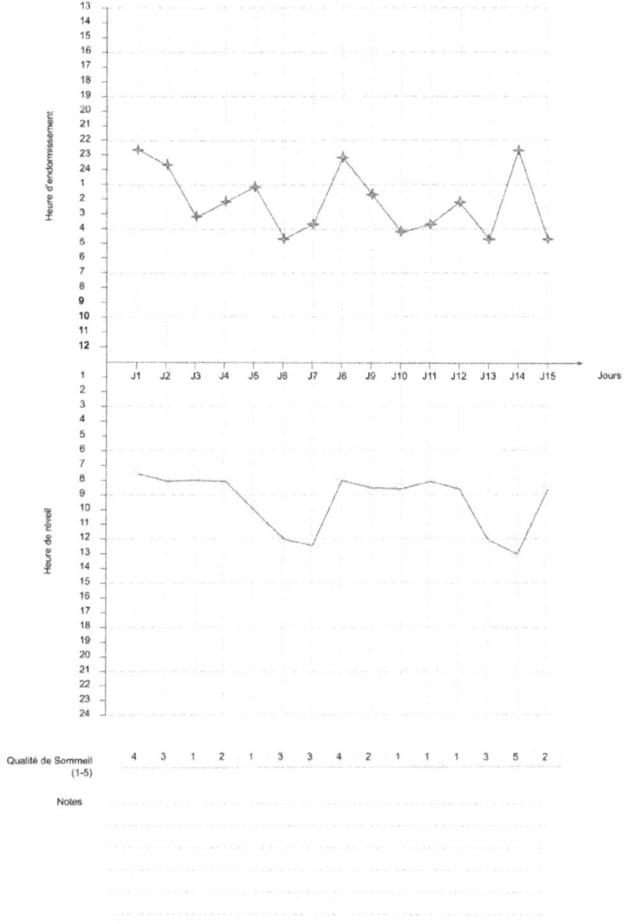

Fig. 3 - Exemple de rythme chaotique

http://www.booksforachange.com/fr/free-sleep-evaluation-tools/

Chapitre 5 : Le bon rythme pour votre sommeil

DEVANT le sommeil, nous ne sommes pas tous égaux. Certains auront des besoins physiologiques importants et devront dormir des nuits plus longues quand d'autres pourront être reposés avec un nombre d'heures de sommeil bien inférieur. Cependant, il est important de savoir que de nombreuses études considèrent que les nuits de moins de 7 h de sommeil ne permettent pas au corps et au cerveau d'effectuer les processus nécessaires de détoxification et de réparation. Un nombre important de nuits de moins de 7 h cumulées avec une sensation de manque de sommeil engendre des risques sérieux pour l'organisme à long terme.

Des études récentes menées par le National Sleep Institute montrent que notre besoin de sommeil diminue en fonction de notre âge. En discutant avec des professionnels de la santé, on pense que cela peut être dû à la diminution décroissante du besoin d'enregistrer de nouvelles informations par le cerveau. Le nombre d'heures de sommeil recommandées passe d'une fourchette de 14 h / 17 h pour un nouveau-né, à 11 / 14 h chez un enfant de 9 ans, puis à 8 / 10 h pour un adolescent. Les adultes ont un besoin de sommeil en général inférieur qui est compris entre 7 h et 9 h de sommeil.

Cependant, il ne faudrait pas oublier de considérer la qualité de sommeil comme un facteur tout aussi important que la durée. Comme vous le savez probablement nous dormons par cycle de sommeil. L'INSERM (l'institut national français de recherche pour la santé) définit quant à lui que le besoin pour une bonne nuit de sommeil se situe entre 3 et 5 cycles de sommeil de 90 minutes chacun pour un adulte.

L'exercice du chapitre précédent vous permettra d'évaluer quel est le nombre minimal d'heures de sommeil dont vous avez besoin pour bénéficier d'un bon repos. Il vous suffit de faire la moyenne du nombre d'heures dormies au cours des deux dernières semaines pour avoir une idée de votre besoin de sommeil. N'oubliez pas que ce nombre d'heures correspond à votre besoin minimal. C'est le nombre d'heures de sommeil vers lequel tendre de façon régulière chaque nuit. Comme il dépend de votre âge, il est amené à évoluer.

L'objectif vers lequel tendre tout d'abord est de favoriser un rythme régulier des heures d'endormissement et de réveil. C'est une étape très importante dans l'amélioration de la qualité de votre sommeil à long terme. Améliorer cette régularité est centrale car nous agissons sur l'ensemble des signaux que notre cerveau envoie à notre corps.

Vous pouvez procéder par étapes et essayer tout d'abord de trouver une meilleure régularité ne serait-ce que sur une semaine. Les bénéfices sont moins visibles au début lors de la première semaine car il faut le temps à votre corps d'adopter ce nouveau rythme. Cependant très rapidement les améliorations que vous verrez les semaines suivantes vous amèneront à adopter cette qualité de vie. Essayez alors de maintenir cette nouvelle qualité de vie pendant un mois. Petit à petit vous verrez que ces changements s'intégreront naturellement dans votre vie en fonction de vos besoins.

Si vous êtes dans une phase difficile de sommeil avec peu de repos depuis plusieurs jours plusieurs semaines ou plusieurs mois, gardez à l'esprit que l'objectif à court terme n'est pas le même qu'à long terme. À court terme on peut avoir besoin de repos pour affronter une situation qui nous est difficile et à laquelle nous devons faire face. Il nous faut alors retrouver rapidement quelques bonnes nuits de sommeil pour répondre à une situation émotionnelle ou affective difficile. Ou encore, résoudre un problème important dans le cadre du travail ou dans ses relations personnelles.

Vous trouverez dans la suite de cet ouvrage de nombreux conseils qui vous permettront d'agir rapidement pour mieux appréhender la situation que vous traversez. Cependant, il est capital de conserver à l'esprit que l'amélioration de la qualité de son sommeil s'effectue peu à peu et qu'il faut agir avant tout en pensant à long terme. Cela va vous amener vers une amélioration progressive de la qualité globale de votre vie. C'est cette direction qu'il faut viser au-delà de la recherche d'une solution immédiate.

Si cela vous semble difficile prenez votre temps et ne vous mettez pas la pression. C'est au contraire en retrouvant simplement la détente, la relaxation naturelle que l'on va pouvoir réguler à nouveau son rythme de manière équilibrée pour participer au mieux aux devoirs et aux joies du quotidien. Également, parmi les événements qui nous permettent de rythmer nos journées, les horaires des repas sont particulièrement importants. Avoir un dîner trop tardif le soir a toutes les chances de retarder votre endormissement voire même pour certaines personnes de sérieusement le perturber. Manger de façon trop importante, trop lourde ou trop grasse peut également avoir les mêmes effets.

Il est donc conseillé de trouver une bonne régularité particulièrement dans vos horaires de dîner afin de vous faciliter l'adoption d'un bon rythme. En général il est bon de prévoir deux heures entre la fin du repas et l'endormissement. Ce qui facilite également une bonne digestion. La position allongée favorisant les reflux gastriques et les sensations de brûlure il est bon que la digestion s'effectue plus tôt. Mais avant tout, cela vous permettra d'avoir un temps calme avant de vous endormir. Nous le verrons par la suite, le temps de préparation de la phase de sommeil est déterminant. C'est le moment de clôture de votre journée et cela doit également faire partie du rythme à intégrer dans le quotidien.

Chapitre 6 : *Adopter des habitudes saines*

IL faut comprendre que le corps fonctionne dans deux états. Le premier où il va répondre aux situations de demande de l'environnement extérieur, aux situations de stress pendant la journée. Ce qui correspond à notre état actif où il va consommer différentes ressources qui lui sont nécessaires. Puis un second, qui est l'état de repos pendant lequel il se régénère, où il assimile, répare et évacue les toxines du corps. C'est pourquoi les situations d'épuisement sont avant tout un épuisement de ces ressources, que le corps n'a pas pu régénérer. Il a été démontré que des manques de sommeil répétés chez les adolescents sont corrélés à un plus petit volume de masse cérébrale. Une mauvaise qualité de sommeil au fil des années va finir par endommager petit à petit les différentes fonctions vitales du corps.

C'est pour cela qu'il est si important de changer de direction et d'aller progressivement vers une amélioration de votre sommeil sur le long terme pour le soin de votre corps comme de votre psychisme.

Tout ce qui peut permettre un temps de détente (sans prise de palliatifs) avant l'endormissement est une bonne chose. Ce peut être une douche où un bain chaud, une tisane, la lecture d'un livre, recevoir un massage de votre compagne ou compagnon. Créer une ambiance favorable. Prendre un temps calme, respirer une odeur que vous aimez.

Enfin l'un des conseils les plus importants, et certainement une des sources de perturbation les plus fréquentes à notre époque concerne la lumière artificielle. La lumière d'ambiance tout autant que l'utilisation d'écran avant de s'endormir peut fortement perturber l'endormissement.

Il faut se rappeler que le déclenchement du sommeil est provoqué par le cycle naturel du soleil. Grâce à la baisse graduelle de lumière, le soir vient progressivement nous plonger dans l'obscurité. C'est dire l'importance de la lumière sur la physiologie et le déclenchement du sommeil. Il faut être plus particulièrement attentif aux lumières de tonalité bleue dites froides.

La température de couleur d'une source lumineuse s'exprime en kelvins. Plus la lumière est froide plus la température est élevée. Ainsi une température 6500 K (Kelvin) correspond à une lumière naturelle vers midi par un temps dégagé (non nuageux), et une température de 2800 K à 3200 K correspond à un coucher de soleil.

Préférez en général pour vos lumières d'intérieur des lumières chaudes autour de 3000 K jusqu'à 4000 K. Si vous avez chez vous principalement des lumières froides (tons bleutés) évitez de les utiliser avant le coucher et pensez éventuellement à leur remplacement ou à l'achat d'une source de lumière chaude que vous pourrez utiliser avant de vous coucher.

Une bonne habitude à prendre est de baisser toutes les lumières et de laisser simplement quelques lumières d'appoint une demi-heure avant le coucher. Outre la température de couleur, il faut veiller à réduire l'intensité de la lumière d'ambiance.

Aussi, prenez soin d'éviter tous les écrans, car c'est l'intensité lumineuse perçue par la pupille qui maintient le signal de l'éveil. Bien que votre l'écran de votre téléphone paraisse une source de lumière négligeable, le fait de maintenir l'attention directement vers celui-ci agit comme une des sources de lumière principale pour votre cerveau. C'est un phénomène maintenant largement reconnu auquel on prête encore souvent trop peu d'attention. C'est sans doute l'une des principales sources de difficultés d'endormissement dans le quotidien. Il est tout à fait possible que simplement en agissant sur ce point vous perceviez très rapidement un net changement et une plus grande facilité dans vos phases d'endormissement. Ainsi, préférez une liseuse dont le rétro éclairage a été pensé à cet effet, ou un livre traditionnel à la lecture sur un téléphone ou une tablette qui génère beaucoup plus d'intensité lumineuse.

Comme il n'est pas toujours facile de se détacher de ses habitudes, si vous devez utiliser votre smartphone ou tablette dans la nuit adoptez dès à présent de bonnes habitudes en réduisant la luminosité au minimum nécessaire. Il est par contre tout à fait déconseillé de continuer à naviguer sur Internet, regarder ses emails ou de lire les actualités. Préférez une activité qui permet de vous déconnecter de votre quotidien. Un roman vous faisant voyager dans un autre temps ou sous d'autres latitudes. L'intérêt de la lecture d'une biographie ou de tout autre ouvrage qui vous intéresse en vous évadant du quotidien.

Nous allons voir par la suite l'importance de se détacher de tout ce qui vous ramène à des pensées négatives, anxieuses, des questionnements internes et à un usage trop actif de votre mental. Vous pourrez sans doute alors prendre conscience que dans ces phases de parfaite détente souvent de brillantes idées naissent, et parfois la résolution d'un conflit ou du moins des éléments importants peuvent surgir.

Cela n'a pourtant rien d'étrange. À essayer de retourner un sujet qui vous perturbe dans tous les sens pendant la journée, on finit par ne voir qu'un nombre limité de possibilités. On fonctionne dans un état de tension. Une fois les tensions relaxées et le sujet laissé de côté, notre cerveau est capable de créer de nouvelles associations d'idées. Au cours de ces associations, de nouvelles pensées ou idées surgissent de façon libre et nous permettent alors d'envisager des points de vue ou des solutions nouvelles.

Le soir peut être pour beaucoup le moment de faire un petit bilan de la journée. Préférez faire cet exercice avant le coucher. Et soyez conscient qu'une fois la lumière éteinte c'est le temps de dormir. Alors on laisse tous les sujets de la journée de côté et l'on se repose.

Le lit est un lieu soit pour dormir soit pour faire l'amour. Si l'on n'arrive pas à dormir, il est plus sain de se lever d'aller dans le salon pour lire. Revenir une demi-heure ou une heure après, toujours avec une lumière ténue jusqu'à ce que l'appel du sommeil se fasse ressentir ou s'approche. Cela permet également de conserver un lit qui soit un lieu frais lorsque l'on se couche, ce qui est propice au sommeil.

Afin de faciliter une meilleure régularité dans les cycles nocturnes, effectuer de petites "cérémonies" peut s'avérer très efficace. C'est-à-dire simplement de prendre certaines bonnes habitudes. Prendre du temps pour des activités qui vous plaisent et de considérer le temps du coucher comme un temps en soi. Un temps retrouvé pour soi qui va nous préparer à une bonne entrée en sommeil.

Pour cela, pensez à toutes les activités calmes et reposantes que vous aimeriez faire, voire pour certains un temps d'inactivité qui pourrait être plaisant. Prendre par exemple le temps de s'occuper de ses plantes, prendre un temps avec les personnes de sa famille, faire un jeu calme ou simplement se permettre d'observer la tranquillité de la nuit arriver. Ce temps de la journée n'a pas besoin d'être particulièrement long, une demi-heure ou trois quarts d'heure sont largement suffisants.

Ensuite, ne cherchez pas à vous contraindre en pensant que vous allez réussir ce soir à changer définitivement de rythme. Il est plus sain d'avancer progressivement, d'être tolérant avec soi-même et d'accepter qu'il faut du temps. Lorsque vous commencerez à voir les bienfaits de tous ces changements, alors il vous sera également plus facile d'y revenir et d'adopter l'ensemble des bonnes habitudes que vous aurez prises en les intégrant dans votre quotidien.

Chapitre 7 : Les mécanismes de l'endormissement

UNE fois la nuit tombée, lorsque la journée est finie, le cerveau envoie un signal au corps à travers le système hormonal afin de déclencher le sommeil. Vous l'avez sans doute facilement constaté, on se resynchronise beaucoup plus facilement dans la nature. Souvent dès que l'on part à la campagne et retrouve un rythme simple on s'étonne de la facilité que l'on a à s'endormir. L'air y est meilleur et on peut s'immerger dans un environnement sonore calme. Mais, c'est avant tout le calme intérieur, la décélération de notre quotidien et par le retour dans un rythme naturel que la magie opère.

Il en est autrement plus difficile dans les villes, où le rythme de vie est maintenu par la lumière artificielle et la vie nocturne. Cette seconde journée, où tout participe à prolonger des périodes d'activité une fois la nuit tombée.

Là où pendant des milliers d'années les sociétés étaient rythmées par de mêmes phases de coucher et de lever, aujourd'hui les travailleurs matinaux croisent les travailleurs nocturnes dans les transports. Il nous faut donc nous adapter à ce changement.

※ ※ ※

Il est important de dédramatiser notre rapport au sommeil. On peut le comparer un peu à la nutrition. Ce n'est pas parce que l'on ne mange pas pendant une journée que l'on va mourir. Idéalement le mieux est que chaque repas soit équilibré, mais s'il vous arrivait de ne pas pouvoir manger pendant un repas ou deux, alors votre corps s'adapterait et trouverait les ressources suffisantes à son bon fonctionnement au cours des repas suivants. De la même façon si vous avez passé une très mauvaise nuit ou deux vous serez plus fatigué le lendemain. Mais lors des nuits ou des repas suivants, votre corps se réajustera automatiquement.

Une des lois importantes de la physiologie appelée l'homéostasie est décrite ainsi :

« *Les êtres vivants supérieurs constituent un système ouvert présentant de nombreuses relations avec l'environnement. Les modifications de l'environnement déclenchent des réactions dans le système ou l'affectent directement, aboutissant à des perturbations internes du système. De telles perturbations sont normalement maintenues dans des limites étroites parce que des ajustements automatiques, à l'intérieur du système, entrent en action et que de cette façon sont évitées des oscillations amples, les conditions internes étant maintenues à peu près constantes [...]. Les réactions physiologiques coordonnées qui maintiennent la plupart des équilibres dynamiques du corps sont si complexes et si particulières aux organismes vivants, qu'il a été suggéré qu'une désignation particulière soit employée pour ces réactions : celle d'homéostasie. »* [9]

En d'autres termes, si un organisme est soumis à un stress dû à son environnement il cherchera automatiquement à retrouver son propre équilibre une fois la cause de stress disparue.

Cela implique deux choses :

- La première est qu'il y a toutes les chances de trouver une solution à votre problème d'insomnie. Il n'y a donc pas de raison de se poser des questions extrêmes comme savoir si l'on risque de mourir suite à manque de sommeil prolongé. À partir du moment où il n'y a pas physiquement quelqu'un qui vous saute dessus continuellement pour vous empêcher de dormir. Tant que cela n'est produit que par votre condition interne, votre corps cherchera de lui-même à se rééquilibrer donc vous finirez par dormir à un moment ou à un autre.

- La seconde est qu'à partir du moment ou vous mettez le doigt sur ce qui provoque ce stress interne (douleur, anxiété, émotion perturbatrice, prise de substance, prise de médicament, rythme de vie noctambule …), et que vous commencez à résoudre la problématique, alors automatiquement votre sommeil a toutes les chances de se rétablir et votre insomnie de disparaître.

Le changement principal que nous allons effectuer ensemble se situe dans notre relation avec le sommeil. Nous allons mettre le temps de la nuit, le temps du repos à notre profit. Pour cela il faut éviter de rentrer dans des schémas de pensées négatives où l'on est dans l'impatience, dans l'attente du sommeil ce qui finit par nous désespérer lorsque celui-ci ne vient pas.

Il faut prendre conscience que c'est le fait de faire tourner les problématiques en boucle dans notre esprit qui souvent empêche l'endormissement et cela provoque l'établissement d'un cercle vicieux. Un sommeil de mauvaise qualité nous rend plus irritable le lendemain. Il est alors difficile de prendre de bonnes décisions. Ce qui a tendance à créer de nouveaux problèmes, qui auraient pu être évités, plutôt que de trouver des solutions.

Accepter de laisser les problèmes de côté pour respirer et retrouver le plaisir de vivre c'est déjà commencer efficacement à résoudre une partie des problématiques qui nous entourent. Maintenant, vous allez pouvoir petit à petit développer une attitude différente. Le temps passé dans votre lit sera réellement un temps de repos. Lorsque celui-ci tarde à venir, repensez à cette analogie avec la nourriture et pensez que vous serez un peu fatigué le lendemain, mais que tout ira bien. Au pire vous récupérerez la nuit suivante. En étant ainsi détendu, vous mettez toutes les chances de vous endormir de votre côté. Alors le mot d'ordre : profitez du temps et surtout relaxez-vous.

Nous avons tout à gagner à rester le plus relaxé possible. Comme nous l'avons vu, lorsque l'on est allongé, détendu dans un état de relaxation alors le corps rentre déjà dans une phase de récupération, de restauration des différents systèmes internes qui nous permettra de retrouver l'énergie nécessaire le lendemain.

Chapitre 8 : Description de la méthode

CETTE méthode est née de trois compréhensions majeures. Elles se firent à différents moments de ma vie. J'ai compris leur complémentarité au cours de ces dernières années avant de pouvoir mettre définitivement cette technique au point et de juger de son efficacité. Ce livre relate l'aboutissement de ce travail que j'espère profitable au plus grand nombre.

Tout d'abord, commençons par un fait. L'importance de la relaxation du corps et de l'esprit pendant l'entrée dans l'état de sommeil. En effet si nous ne nous plaçons pas dans un mode de détente, l'endormissement devient très difficile, vous le savez donc nul besoin de le détailler. Celui-ci est souvent retardé et sujet à de nombreux réveils. Il est très intéressant d'observer que le rythme du souffle a un effet important sur notre relaxation. Ce dernier participant à réguler le rythme cardiaque.

Observez également que les tensions dans le corps sont en

général tout à fait différentes d'un jour à l'autre et selon nos états émotionnels. Certains jours en se couchant on peut ressentir de la nervosité voire un état d'excitation, d'autres jours ce sera une sensation de paix et de tranquillité. En fonction des moments de notre vie et de nos journées, notre état varie le soir. Il est donc important de comprendre que pour faciliter l'endormissement il faut que le corps et l'esprit entrent dans un mode de relaxation, de réelle détente.

Il ne s'agit pas de se mettre d'objectif, ou une pression quant à la relaxation. Cela semble absurde, mais nous avons l'habitude de placer beaucoup d'objectifs dans la société actuelle. Le repos n'en est pas un. C'est un plaisir et un besoin, c'est votre temps. Il s'agit là d'auto-discipline, et de choisir si vous souhaitez vous reposer ou rester actif. Choisir de vous détendre puis divaguer et repartir vers les pensées qui vous envahissent, ou accepter de vous reposer.

Maintenez le cap, il est parfaitement normal que l'on dérive parfois. Notamment au début, mais remettez tout de suite la barre dans la bonne direction. Faites cela sans tension, sans l'objectif de produire un résultat. Simplement, profitez du repos, de la relaxation. Le repos que vous cherchez tant est déjà là, dans cette détente. Ce temps est le vôtre. Il n'y a là rien de magique. Il suffit de façon très pratique d'accepter d'entrer dans un état d'esprit positif et d'appliquer des techniques de relaxation qui nous permettront d'agir sereinement pour dissiper les différentes tensions que nous accumulons tous au cours de nos journées

Ensuite, la seconde idée importante est celle dont nous venons de discuter dans le chapitre précédent. Il s'agit du signal d'endormissement que le cerveau transmet à l'ensemble du corps. Il s'effectue lorsque notre cerveau comprend que la journée est terminée et qu'il ne reste plus rien à faire. Il est capital de comprendre ce rôle de déclencheur. Il est induit par l'observation d'un rythme comme la baisse de lumière, baisse d'activité, mais reste un pas important à faire. Il faut savoir accepter que notre journée est bel et bien finie et que le sommeil peut être alors déclenché.

Nous pouvons le faire avec cette simple interrogation : reste-t-il encore quelque chose à faire, ou ma journée est-elle à présent terminée ?

Si notre arrière-pensée est "non" parce que finalement j'ai toujours besoin, ou envie de faire des choses, alors le rôle de notre cerveau est de nous maintenir éveillé. Cela afin de résoudre les différentes problématiques du quotidien. C'est souvent cette étape que nous avons des difficultés à accepter dans une société de l'hyper activité. Réussir à arrêter de cogiter pour mettre notre corps et notre esprit en repos et pouvoir être bien plus efficace le lendemain.

Cela nous amène à la dernière idée principale. Tant que le

mental a prise sur nos pensées, nous retournons continuellement dans des boucles de réflexion et d'analyse. Nous essayons de faire face à des situations dans un futur qui n'existe pas, ou alors, nous ressassons des situations du passé qui sont révolues. Souvent nous remettons en scène des situations, des évènements de la journée ou des jours passés. Des conflits, des désaccords ou encore des situations stressantes auxquelles nous avons dû trouver une réponse. Cela génère dans le corps un état de tension qui peut se traduire par agacement, ennui, sentiment de colère ou d'anxiété ou autre qui empêchera l'endormissement.

Pratiquant la méditation depuis plusieurs années j'ai effectué des sessions de méditation pendant lesquelles on essayait de conserver l'esprit au calme et vide de pensées. Lorsque l'on participe à ces différents exercices alors tous les pratiquants rencontrent à un moment la même difficulté : ne pas s'endormir !

Plus particulièrement l'après-midi dans les phases de digestion, mais le matin comme l'après-midi ou en soirée, la lutte pour rester éveillé apparaît toujours. Même lorsque l'on a fait plusieurs journées d'assise et de méditation, réussir à ne pas finir par s'endormir pourtant en plein jour, et en position assise est réellement un challenge en lui-même. Cela m'a donné à réfléchir.

En effet le cerveau a cette habitude que lorsqu'il n'a aucune pensée à se mettre sous la dent, aucun souvenir à revisiter, aucune situation passée ou future à imaginer, il n'a alors plus qu'une envie : celle de s'endormir !

J'avais déjà appliqué de nombreux conseils que je vous ai transmis et cela me permettait d'être beaucoup plus calme. De veiller à avoir un rythme bien plus propice à entrer dans des phases d'endormissement. Ce qui représentait déjà une vraie réussite pour moi à cette époque et j'en ressentais une grande amélioration. Je pouvais sentir la vague de sommeil arriver, mais je butais encore trop souvent sur la même problématique : si proche de l'endormissement les idées, les pensées reprenaient leur fil. Je finissais souvent par maintenir une activité semi-éveillée dans mon lit qui me faisait perdre la possibilité de trouver le sommeil.

Maintenant que je venais de comprendre ce principe de fonctionnement de notre cerveau, j'avais pu l'incorporer dans ma méthode et obtenir une technique complète qui fonctionnait quasiment à tous les coups.

Je venais enfin de toucher à mon but j'avais trente-cinq ans et j'arrivais enfin à trouver une excellente qualité de sommeil. Il m'est possible désormais de réussir à m'endormir chaque fois que je le désire. Il peut m'arriver encore d'avoir besoin d'un peu de temps pour m'endormir, mais en général cela ne dépasse pas une demi-heure alors que la plupart du temps j'ai eu besoin de quatre à cinq heures d'endormissement.

Il peut aussi m'arriver d'avoir une nuit avec des difficultés d'endormissement suite à un problème dans mon quotidien. Mais ces nuits peuvent se compter sur les doigts de la main au cours d'une année. Aussi en parallèle de ces changements j'ai pu constater l'amélioration nette de ma qualité de vie, et la réduction très forte d'états anxieux.

Bref l'amélioration de ma qualité de vie s'est faite de pair avec le retour de mon sommeil. Dès que je sens qu'une nuit peut être plus compliquée, en ayant recours à la méthode, en prenant particulièrement soin du temps de relaxation et en étant auto discipliné je sais que le sommeil sera facilement au rendez-vous, avec un repos de qualité.

Chapitre 9 : La méthode point par point

Chapitre 9.1 : Les préparatifs

COMME nous l'avons vu au chapitre précédent, nous allons débuter le changement vers un retour au sommeil en préparant le moment du coucher.

Tout d'abord, réfléchissez à l'heure à laquelle vous souhaitez vous endormir et accordez-vous 45 minutes qui seront dédiées aux préliminaires d'une bonne nuit de sommeil. Par la suite on peut réduire cette durée, mais il est bon de se laisser une demi-heure à minima. Nous allons simplement réserver ce temps à une activité qui vous plaît, vous intéresse et vous fait du bien. Cette étape est très importante. Il s'agit un peu d'un sas de décompression entre la journée et la nuit. Vous avez très probablement connu une journée très active, au cours de laquelle vous avez participé à de nombreuses activités, échanges. Ou peut-être avez-vous eu une journée plus calme avec des activités plus ludiques. Maintenant le moment est venu de changer de rythme et de passer à un temps de repos et de détente.

Ensuite, il est bon de penser à ce qui peut améliorer votre qualité d'endormissement dans votre chambre. Peut-être est-ce un bon jour pour mettre des draps frais qui vous procureront une sensation de bien-être dans votre lit, ou profitez-en pour ouvrir en grand et aérer la chambre afin de vous endormir dans un air frais en rafraîchissant les draps. Il est souvent conseillé pour s'endormir d'éviter une chambre trop chauffée. Le processus de réchauffement du corps lors du coucher aidant à l'endormissement. Rappelez-vous que la température idéale d'une chambre à coucher est de 18 °C.

Avant de débuter les activités que vous aurez choisies, prenez grand soin de veiller à baisser l'éclairage général. Réduisez l'intensité lumineuse en éteignant les lumières inutiles ou trop fortes et évitez toutes les lumières directes pour obtenir un éclairage plus faible tout en restant suffisant à vos activités. Ceci comme nous l'avons vu est très important, car il va participer à la synchronisation des signaux hormonaux envoyés à votre corps. Mettez également de côté tous les dispositifs numériques équipés d'un écran ou si vous devez vous en servir momentanément adaptez la luminosité.

❋ ❋ ❋

Si vous avez tendance à trop réfléchir le soir :

C'est le cas pour la plupart des personnes, ne vous inquiétez pas. L'une des choses les plus importantes pour trouver le sommeil facilement est d'accepter que les changements se fassent graduellement. Cela permet de laisser de côté toute frustration et nous aide à réduire le flot des pensées qui peut nous envahir. Il est bon d'intégrer avec sagesse que le temps est nécessaire à notre changement. Un philosophe l'avait résumé par cette phrase : "Ce n'est pas en marchant sur la chenille que l'on obtient un papillon". Il faut avant tout apprendre à se détendre et donner du temps au temps.

On comprend facilement qu'un bon repos participera à de bonnes décisions le lendemain. Il faut rompre avec ses habitudes. À partir du moment où vous entrez dans le temps de la détente, cela doit être la fin des réflexions sur les sujets en relation avec vos préoccupations. Il n'est plus l'heure d'essayer de régler des problèmes, mais l'heure de profiter de son temps de repos.

Pour cela, il faut respecter une règle d'or : Au moment du coucher accepter avec détermination d'arrêter les réflexions sur les sujets qui peuvent provoquer une certaine anxiété, des pensées négatives ou les questions qui nous ont inquiétés au cours de notre journée. Cela ne veut pas dire que les pensées ne vont pas se présenter à vous, mais qu'il ne faut pas entrer dans une lutte ou une réflexion à ce sujet. C'est beaucoup plus simple. Il faut accepter que ces questions n'aient plus cours le soir quand vous avez choisi d'aller vous coucher. On laisse ces réflexions de côté, on y reviendra demain l'esprit clair et lucide. Pour l'instant, lorsqu'elles se présentent à vous, il vous suffit de les reconnaître et de les laisser passer de côté.

Alors que mettre à la place de ces réflexions ?

Retrouver le calme et toutes les choses qui vous intéressent profondément et pour lesquelles vous n'aviez probablement plus le temps. Cela nous ramène au plaisir de vivre.

Si laisser ces sujets de côté vous paraît difficile, vous pouvez réfléchir à la question suivante : même si vous trouviez une réponse à une ou plusieurs questions qui vous perturbent, le monde changerait-il alors définitivement pour vous ? Est-ce que dans quelques jours ou quelques semaines, de nouvelles questions ou problèmes ne se présenteront pas, en vous perturbant de la même façon ? Ces problématiques de vie sont normales et récurrentes, mais il ne faut pas qu'elles envahissent vos nuits et perturbent votre repos. Comme un enfant que l'on verrait proche d'un danger, il faut définir la juste limite de ces pensées. Cette limite se situe dans le temps où l'on est actif, le temps diurne. Si les habitudes nous poussent à amener ces réflexions en dehors de notre temps d'activité, comme pour prendre soin d'un enfant qui ne voit pas le danger, notre rôle est de dire stop pour notre propre bien être.

Vous avez la possibilité dès à présent, de changer votre rapport au monde en vous détendant, en appréciant le fait d'être là, d'être en vie, de respirer et de vivre ce temps avant le coucher non plus dans le stress, mais dans le plaisir de vivre. Peut-on apprécier un bon repas si l'on n'a que cinq minutes et que l'on doit résoudre un problème en même temps ? On apprécie le repos lorsque l'on sait se donner le temps.

Il faut quitter ses anciens mécanismes. Vous constaterez qu'en faisant cela on ouvre un espace qui nous permettra d'apprécier à nouveau les choses. Prenez le temps de penser au bon côté du monde et si parfois il est difficile à voir, il y en a cependant tant ! Pensez à la nature, sa force et sa beauté, les qualités que vous appréciez chez les personnes, le plaisir d'une rencontre, la proximité avec un animal familier, le goût d'un fruit, le parfum du bois ou de l'herbe fraîchement coupée, d'une fleur sauvage. Pensez à cette sensation lorsque vous êtes sur une plage, au calme dans la nature, dans votre bain ou à observer les étoiles les nuits d'été.

✳ ✳ ✳

Si vous sentez le besoin de faire un bilan de votre journée :

Vous pouvez commencer par prendre un temps pour faire le point sur le déroulement de votre journée si vous pensez que cela est nécessaire, n'hésitez pas. Sinon passez directement aux activités de détente. Il est important par contre que ce moment d'introspection soit d'une durée déterminée. Définissez donc un temps à l'avance, et essayez de vous y tenir. Si vous pensez que vous risquez de vous perdre dans les réflexions, vous pouvez mettre un rappel sur votre téléphone. Il faut que le temps redevienne un ami et pour cela pouvoir conserver un moment de détente qui soit pour vous. Veillez donc à ne pas dépasser la durée que vous aurez définie.

Vous pouvez repenser aux bons moments de votre journée, aux difficultés que vous avez pu rencontrer ainsi qu'aux résolutions possibles ou aux pistes à envisager. Nous connaissons tous des difficultés au cours de nos journées, cela est inhérent à la condition humaine. S'il est important de ne pas les éluder, il est tout aussi important de savoir accepter de passer à autre chose, à d'autres pensées. Terminez votre rétrospective sur un aspect positif de la journée. Peut-être les avancées que vous avez réalisées, les bons échanges que vous avez pu avoir avec d'autres ou des fois simplement un bon repas, un lieu que vous appréciez ou le sourire d'un enfant que vous avez aperçu.

Lorsque le temps de ces réflexions se termine, soyez serein, vous savez à présent que vous y avez consacré le temps adéquat. Si vous avez pu avancer sur certains points, c'est une bonne chose, si ce temps vous a permis de revisiter votre journée simplement, c'est très bien aussi. Comme le dit l'expression, la nuit porte conseil. Vous y verrez plus clair demain une fois reposé. Pour l'instant, vous avez fait ce que vous deviez faire. Maintenant, il est l'heure de prendre soin de vous pour pouvoir initier une excellente journée demain. Avant de finir, gardez une ou deux minutes de conclusion et passez à autre chose. Idéalement, vous pouvez consacrer 15 à 20 minutes en tout à cet exercice pour ensuite clore cette réflexion et passer à une vraie détente.

※ ※ ※

Passer à une activité de détente :

Le moment est venu de prendre du temps pour vous. Vous

pouvez préparer un bain ou une douche chaude et ensuite vous plonger dans un roman. Privilégiez alors les littératures qui ne vous ramènent pas aux questions du quotidien ou aux problématiques de société. Bien entendu, il n'est pas question d'éluder ces sujets dans votre vie, mais, si vous voulez agir au mieux sur le monde qui vous entoure, il vous faut commencer par prendre soin de vous-même et trouver un bon sommeil. Une fois l'énergie et l'équilibre du repos retrouvés vous pourrez alors travailler de façon efficace à ces sujets. Pour l'instant votre esprit a besoin de pouvoir se tourner vers des horizons de calme et de paix.

Ce peut être une excellente occasion de renouer avec vos passions et de trouver des livres sur ces sujets, de renouer avec des chefs-d'œuvre de l'art, de plonger dans une bande dessinée, ou de faire un ouvrage manuel comme le tricot. Pourquoi ne pas préparer un véritable temps pour vous, prendre un bain, si vous vivez en couple ou en cohabitation, vous pouvez proposer l'échange d'un massage, inventer une histoire ensemble ou faire un jeu court. Évitez les jeux qui pourraient produire une frustration à l'issue d'une partie. Laissez également de côté pour l'instant toutes les activités demandant un apprentissage, un effort de réflexion.

Lorsque le moment est venu d'aller vous coucher, veillez à utiliser une lumière faible dans les couloirs et dans votre chambre. Il est très important de rester avec un niveau de lumière bas jusqu'à l'extinction définitive au coucher.

Chapitre 9.2 : Choisissez si c'est le moment de dormir

UNE fois couché et la lumière éteinte, la première question à se poser aussi étrangement que cela puisse paraître est : « A t-on réellement envie de dormir ? ».

Il se peut que l'on ait le souhait de dormir pour être reposé mais qu'au fond de soi l'on ait envie de rester éveillé pour pouvoir poursuivre une lecture, résoudre une question ou s'interroger sur ce que l'on veut faire le lendemain. Il n'y a aucun mal à cela, mais il est important de ne pas réaliser cette activité dans votre lit. Il vaut mieux alors se relever et poursuivre cette activité dans une autre pièce.

Tout d'abord cela vous permettra d'être clair avec ce que vous souhaitez, et de finir ce que vous avez en tête si vous en avez le besoin. Par ailleurs nous allons à partir de maintenant dédier entièrement la chambre au repos et au sommeil. Ce ne sera plus le lieu pour s'interroger, ou avoir des activités mentales qui sont des activités de la vie diurne.

Le lit devient maintenant exclusivement le lieu où l'on vient pour dormir ou pour se retrouver avec son ou sa partenaire.

Une fois cette première question résolue, s'il est clair en vous que votre envie est de dormir, alors nous allons débuter les relaxations qui vont vous mener au sommeil. Nous allons commencer par faire une simple relaxation du corps. Vous allez pour cela effectuer une série de vingt-et-une respirations. Respirez simplement, doucement sans rechercher une respiration particulière. Suivez calmement votre respiration naturelle, comptez le nombre de respirations lors de l'expiration sans perdre le fil.

Au début, cet exercice qui semble simple peut-être bien plus difficile qu'il n'y paraît. Il est parfaitement normal que des pensées se présentent à votre esprit. Laissez-les simplement glisser de côté. Ne vous y attachez pas. Évitez de rentrer dans les sujets que le mental vous propose ou dans une réflexion. Concentrez-vous sur votre respiration. Une inspiration calme et une expiration tout aussi paisible. Portez votre attention sur le souffle uniquement. Sur l'air qui entre et sort de vos narines.

Lorsque l'on perd le compte des respirations ou si l'on s'aperçoit que l'on a tout simplement cessé de compter ce n'est pas grave. C'est parfaitement normal. Alors on revient au point de départ en comptant depuis la première respiration. Si dans un premier temps vous n'arrivez pas à maintenir votre attention suffisamment longtemps pour garder en mémoire le compte des respirations, ne vous inquiétez pas, faites cet exercice pendant environ 10 à 15 minutes avant de passer à la suite. Avec le temps cela deviendra de plus en plus facile.

Ne prenez pas cet exercice comme un objectif ou quelque chose qui faut réussir. Il n'y a rien à réussir. Prenez cet exercice comme un temps que vous vous accordez à vous-même. À chaque fois que vous respirez profondément et sereinement votre corps se relaxe de plus en plus, et vous retrouvez le chemin vers vous-même. Personnellement même avec l'habitude il m'arrive fréquemment de faire deux ou trois fois le compte lorsque mon esprit est dissipé.

On apprend avec le temps à apprécier profondément cet exercice de détente à travers la respiration. Il s'agit véritablement d'un temps retrouvé. D'un temps pour soi. Vous pouvez alors prendre conscience de votre état physique ou psychique. Si vous sentez le besoin de continuer la relaxation n'hésitez pas à reprendre l'exercice une fois ou deux de plus en repartant du départ.

Maintenant, votre corps a commencé à entrer dans un temps de relaxation et de détente. Comme nous l'avons vu précédemment, même sans dormir, en demeurant dans cet état de repos votre corps n'est plus dans un mode où il consomme des ressources mais où il se régénère. Il est important de conserver cela à l'esprit. Car souvent un défaut du dormeur moderne est de considérer que s'il ne dort pas il n'est pas reposé. Cela n'est pas correct et ce schéma de pensée peut entraîner des pensées anxiogènes. En comprenant et en acceptant le bon fonctionnement de notre corps, en voyant clairement que celui-ci une fois allongé dans l'état de relaxation récupère déjà ses capacités, alors, nous pouvons apprécier le temps passé avant l'endormissement à sa juste mesure, appréciant ce temps en le faisant à nouveau nôtre.

Chapitre 9.3 : Apprenez à déclencher la vague de sommeil

VOUS allez maintenant vous poser la question suivante : « Ai-je fait tout ce que je voulais dans ma journée ou il y a-t-il encore des choses que je pourrais et devrais faire avant de m'endormir ? ».

Cette question est des plus importantes, ne la négligez pas, car elle va vous permettre de clore votre journée de travail psychiquement, et donc autoriser votre cerveau à envoyer le signal au reste du corps que la journée est définitivement terminée et que voici le moment venu d'entrer en état de sommeil.

Si, en réponse à cette question, vous voyez qu'il reste une tâche que vous devriez effectuer et qu'il s'agit d'une tâche courte, alors il est bien plus sage de se relever de prendre le temps de la finir pour revenir ensuite au lit. S'il s'agit d'une tâche longue comme un rapport que vous devriez écrire et qui a pris du retard alors il est sage de comprendre qu'elle appartient à la journée du lendemain où vous serez bien plus efficace. Dans ce cas, acceptez simplement ce fait. Le lendemain, vous allez pouvoir mettre toute votre énergie dans l'accomplissement de cette tâche.

Maintenant s'il ne vous reste plus rien à faire et que vous avez réalisé ce qui était nécessaire avant votre coucher, c'est le signal que votre journée est terminée. Le signal de conclusion de la journée. Il s'agit d'un ordre que le cerveau transmet au corps, celui-ci comprenant que c'est la fin de la journée active et qu'il est maintenant l'heure de s'endormir. Si votre corps est suffisamment détendu et relaxé, et que votre esprit est calme, vous allez pouvoir sentir une vague de sommeil s'abattre sur vous, et n'aurez probablement pas besoin de poursuivre plus loin. Laissez-vous simplement porter par cette vague de sommeil et passez une excellente nuit.

Chapitre 9.4 : Comment éliminer les derniers obstacles et trouver le sommeil

PARFOIS l'énergie accumulée dans le corps, ou d'autres facteurs font que malgré les bons préparatifs, et ayant ressenti cette vague de sommeil avant votre coucher, il reste une dernière difficulté qui empêche l'endormissement. La technique que nous allons voir maintenant va vous permettre de dépasser cette difficulté et de trouver le sommeil.

Dans le noir en restant en position confortable, allongée sur le dos si cela vous est possible, observez les tensions dans votre corps en partant doucement des pieds vers la tête.

Parfois, il se peut que nous conservions un trop-plein d'énergie au niveau des jambes, du bas-ventre, du plexus solaire ou des poumons, ou des tensions dans différentes parties du corps. Il n'y a pas de problème. Cela ne vous empêchera pas de trouver le sommeil, mais prendra simplement un peu plus de temps et de relaxation. Soyez-en juste conscient.

Nous allons maintenant détendre le corps partie par partie, de bas en haut en commençant par les pieds. Vous pouvez passer un peu plus de temps là où il vous semble que le corps a besoin de plus de relaxation, mais sans vous y perdre. Ne restez pas absorbé trop longtemps. Une trentaine de secondes sur une tension dans un muscle, un organe ou une partie du corps est suffisante. Il faut éviter le piège de se perdre à observer un point particulier. Le but ici est de relaxer rapidement l'ensemble du corps.

Nous allons commencer par le bas du corps en reposant les muscles des orteils, puis la plante des pieds et enfin l'ensemble des pieds.

Ensuite, nous allons relaxer les mollets, les genoux puis les cuisses. Nous remontons petit à petit pour reposer les tensions dans l'ensemble du bassin et du ventre.

Puis on détend le bas du dos puis les poumons, le plexus solaire, les épaules et l'arrière du dos.

Nous allons poursuivre la détente au niveau des épaules, pour continuer vers les bras et les avant-bras. On poursuit par les mains, ainsi que des doigts.

Enfin on relaxe tous les muscles du cou et les muscles du visage. On repose la mâchoire que l'on peut bouger un peu de gauche à droite sans que les dents ne se touchent pour enlever toutes les tensions restantes de la journée. On relâche les muscles des lèvres et les joues, pour terminer par les muscles au niveau des yeux, des sourcils et du front ainsi que du haut du crâne. Après cet exercice, vous devez être maintenant parfaitement détendu.

En prenant l'habitude de cette relaxation, vous pourrez ressentir au fur et à mesure que vous balayez le corps, un engourdissement des membres que vous reposez. En étant particulièrement attentif vous pouvez ressentir une vibration qui lentement se propage dans votre corps et correspond au passage à l'état d'endormissement.

Une fois que le corps est parfaitement relaxé, nous allons nous concentrer sur notre souffle et comme dans l'exercice précédent effectuer des cycles de respiration en prenant soin de laisser glisser toutes les pensées qui se présentent à nous.

Restez dans la détente en vous concentrant sur la respiration et en laissant simplement les pensées passer et disparaître. En faisant en sorte qu'elles n'aient pas de prise sur vous.

Lorsque vous constatez que vous êtes rentré dans une pensée, dans une discussion intérieure et que vous avez perdu le compte des expirations, ne vous inquiétez pas et restez parfaitement calme. Reprenez l'exercice au début en comptant jusqu'à vingt-et-une respirations.

Après le premier cycle, poursuivez cet exercice cette fois-ci sans compter, simplement en veillant à ne pas entrer dans les pensées, laissez les pensées passer simplement. Lorsque le cerveau n'a plus de pensées sur lesquelles avoir prise, il va naturellement passer dans un mode de sommeil.

Chapitre 9.5 : Conclusion

SI après avoir effectué toutes les étapes il vous est toujours particulièrement difficile de trouver le sommeil et que vous êtes revenu à un état d'énergie ne vous permettant pas de vous endormir, reprenez les étapes dans l'ordre de ce chapitre à l'endroit qui vous paraît le plus adéquat.

Petit à petit, vous pourrez vous apercevoir que vous arrivez maintenant à trouver le sommeil lorsque vous le souhaitez en vous disciplinant sans vous contraindre fortement. Avec la connaissance de cette technique et en travaillant à améliorer votre endormissement chaque fois que possible, lentement, les autres problèmes vont le plus probablement diminuer et vous devriez percevoir l'amélioration de votre qualité de vie diurne.

Il vous faudra peut-être un peu de pratique au début, mais vous devriez constater très vite que vous allez maintenant réussir à maîtriser bien mieux votre temps d'endormissement.

Vous verrez aussi que les moments que vous passez au lit avant de vous endormir font dorénavant partie du repos. Même si les exercices précédents basés sur des cycles de respiration durent longtemps en particulier au début, votre qualité de repos va rapidement s'améliorer. Si vous arrivez à maintenir votre corps et votre esprit dans un état de relaxation alors vous verrez bientôt les changements s'opérer.

N'oubliez pas de bien profiter de votre temps de relaxation comme un temps pour vous, profitez avec simplicité du calme de la nuit.

Chapitre 9.6 : Trouvez de nouvelles idées

EN discutant récemment avec une amie, celle-ci m'a dit que souvent pour l'aider à s'endormir, elle qui avait beaucoup joué au jeu "Mario Kart", s'imaginait visualiser les routes du jeu vidéo qui défilaient sans fin devant elle. Cela lui permettait de s'endormir. C'est une idée à laquelle je n'aurais jamais pensé, pourquoi pas ! Finalement l'objectif est d'imaginer un lieu où l'on se sent en sécurité, et où les pensées n'ont pas de prise.

Pour découvrir de nouvelles idées, partager votre motivation et vos expériences, vous pouvez rejoindre la communauté de lecteurs sur internet. Vous pouvez échanger sur le forum francophone ou proposer vos propres #HashTags Twitter en français sur :

http://www.booksforachange.com/fr/forum-sommeil-insomnie/

Vous pouvez utiliser le HashTag Instagram #SleepCuts pour partager vos difficultés en images, et #SleepKeys pour communiquer toutes les bonnes idées qui ont pu vous aider et qui pourront inspirer d'autres personnes !

Instagram

#SleepKeys
#SleepCuts

Suivez les publications sur : @SleepCounselor

Twitter

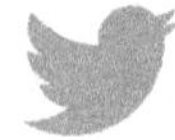

Suivez les publications sur : @SleepCounselor

NB: Si les réseaux sociaux peuvent être de formidables outils de communication, faites par contre attention à les utiliser avec modération. Parcourez-les de jour si vous aimez ces outils et déconnectez-vous tôt dans la soirée. De préférence avant le dîner. De même que d'autres dépendances, certaines personnes peuvent avoir développé des accoutumances fortes à ces réseaux.

Chapitre 10 : Les nuits difficiles

DANS ce chapitre il s'agit de considérer un changement de votre système de pensée. Comprendre que le nombre d'heures de sommeil n'est pas le seul facteur déterminant la qualité réparatrice du sommeil. Vous l'avez déjà probablement expérimenté dans votre vie : il y a parfois des nuits très longues qui ne sont pas très reposantes et certaines nuits beaucoup plus courtes après lesquelles on se réveille parfaitement frais et dispos.

La règle est souvent que le repos et la relaxation du corps comme nous l'avons vu précédemment ont une fonction réparatrice tout comme le sommeil. Donc s'il y a des nuits qui vous sont encore difficiles, l'important est de réussir à vous détendre, à vous relaxer. Même si vous ne dormez que deux ou trois heures pendant cette nuit vous verrez que le lendemain vous ne serez pas si fatigué. La nuit suivante sera alors certainement entière et très reposante.

Il est important d'éviter le cercle vicieux qui consiste à se frustrer, à générer du stress par la peur de ne pas réussir à s'endormir. Prenez ce temps et donnez-lui de la qualité, une réelle valeur. Si vous n'arrivez pas à dormir pendant une nuit ce n'est pas grave, mais prenez soin de votre respiration et détendez entièrement votre corps. Évitez les idées récurrentes, les introspections et grands questionnements, préférant vous relever pour traiter un point et ne plus entamer ces réflexions dans votre lit. Soyez conscient de l'importance de maintenir un positivisme afin de mener votre corps à un état de réparation.

Si les pensées sont trop envahissantes ou qu'il vous est particulièrement difficile de vous calmer, vous pouvez réaliser des exercices de visualisation. Vous pouvez par exemple effectuer une balade imaginaire, penser à certains lieux que vous aimez où vous vous sentez bien, en paix et en sécurité, certains endroits d'un voyage qui vous ont fasciné. Vous verrez au fil du temps que les nuits même courtes avec une réelle qualité de relaxation sont même bien meilleures que des nuits de sommeil qui semblent complètes, mais sont d'une qualité faible.

Chapitre 11 : Les micro-siestes

LORSQUE j'avais des difficultés à retrouver un dynamisme suffisant dans mes journées pour accomplir toutes les tâches que je devais faire, un psychologue m'avait conseillé d'essayer les siestes « à la Dali ». Ce génie de la peinture et explorateur du monde onirique avait inventé une technique simple qui lui permettait de retrouver l'énergie suffisante à sa fougue créative en effectuant une micro-sieste dans la journée.

Pour cela, il s'asseyait dans un fauteuil tenant dans la main gauche une lourde clé à la limite de l'équilibre entre le pouce et l'index. Au préalable, il disposait sur le sol sous la clef une assiette retournée. Lorsqu'il entrait dans une phase de sommeil léger, son corps en se détendant décontractait les muscles de la main et faisait tomber la clé sur l'assiette. Le bruit de celle-ci lui donnait le signal qu'il était temps de se réveiller.

Le principe est simple. Il s'agit d'effectuer une relaxation du corps et du mental afin de permettre le changement d'un état actif où le corps consomme des ressources à un état de repos où il va se régénérer et remettre à votre disposition les ressources nécessaires. Cette technique fonctionne en provoquant un réveil dès que le corps se détend. Le bruit de la clef permet de ne pas aller trop loin dans des phases de sommeil dont il serait difficile de s'extirper alors.

Il faut un peu de temps pour maîtriser l'art de la micro-sieste mais c'est une technique extrêmement efficace. Vous pourrez voir comme un temps de repos très court peut permettre de restaurer un important capital d'énergie psychique et physique en vous. Vous pourrez ainsi aborder la seconde partie de la journée avec un renouveau de dynamisme et un esprit parfaitement clair.

Par ailleurs pour les personnes pratiquant un yoga vous avez certainement dû constater que certaines postures de détente complète qui se pratiquent allongé juste quelques minutes, permettent de retrouver un véritable élan. Toutes ces pratiques lorsqu'on a la possibilité de les faire au cours d'une journée sont excellentes et contribuent à la fois à améliorer autant votre capacité physique que psychique. Elles peuvent améliorer la régularité de votre sommeil en vous permettant de récupérer sans le décaler.

Prenez garde par contre aux longues siestes. Il faut éviter

de rentrer dans un sommeil profond, sans quoi le réveil peut être particulièrement difficile et l'on risque de décaler son rythme d'endormissement. Il est parfois nécessaire d'effectuer un temps de sommeil plus long pendant la journée suite à une suractivité ponctuelle ou à un décalage horaire, mais ce besoin reste exceptionnel. Mieux vaut bannir de trop longues siestes où l'on espère se reposer, mais où vous risquez surtout de contribuer à déséquilibrer votre repos à moyen et long terme. Il est recommandé aussi de ne pas faire de sieste après 15 h pour ne pas impacter sur le rythme nocturne.

L'important est de saisir l'idée de cette technique que Dali avait inventée. Vous pouvez parfaitement la pratiquer dans une position allongée classique à l'aide d'un réveil si vous vous sentez plus à l'aise. Avec un certain temps de pratique des micro-siestes vous connaîtrez vos habitudes, votre temps d'endormissement, et de relaxation nécessaire. En général, il faut que la durée de sommeil courte, soit de 10 à 15 minutes.

Pour les siestes, comme pour le sommeil nocturne le temps d'endormissement diffère d'une personne à l'autre. Par exemple, si l'on sait qu'il faut environ 20 minutes à 30 minutes de relaxation avant de s'endormir lors d'une sieste, alors, on peut mettre un réveil 40 minutes après le moment où l'on s'allonge. La plupart des personnes ont besoin d'un délai d'endormissement bien plus court, mais cela reste très variable.

Chapitre 12 : Maintenir un bon sommeil

IL est toujours facile de reprendre de mauvaises habitudes, de se dérégler lors d'un voyage à cause d'un changement dans sa vie ou simplement en ayant laissé les bonnes pratiques de côté un peu trop longtemps. C'est pourquoi dès le premier temps où vous aurez commencé à appliquer les différents conseils et la méthode que je vous ai décrite prenez le temps de noter les bénéfices ou les changements que vous observez dans un carnet ou au dos de la feuille sur laquelle vous avez noté votre courbe de sommeil.

Il ne faut pas se leurrer, si après un temps où l'on a repris de bonnes habitudes on repart dans une ou plusieurs semaines de dérèglement et d'excès, on va nécessairement décaler notre rythme de sommeil à nouveau. Il est également possible que les techniques que nous avons vues ensemble deviennent moins efficaces si elles perdent leur fraîcheur dans votre esprit et que votre motivation s'émousse. Essayez donc de maintenir une réelle cohérence et un bon rythme dans vos progrès sans besoin d'être radical.

Les temps de suractivité à répétition, la prise d'alcool ou d'autres substances très fréquentes, des changements de rythme périodiques ont toutes les chances de vous renvoyer au point de départ.

Il n'est pas nécessaire de se soumettre à une ascèse stricte. Pour les personnes sentant la nécessité et la motivation d'un changement radical de vie, alors ce peut être très bon pour eux. Le mieux est de prendre un engagement envers vous-même pour une durée d'au moins trois mois. Mais cela n'est en aucun cas une obligation.

Vous pouvez parfaitement continuer avec votre vie actuelle en cherchant à l'améliorer au fur et à mesure si vous avez une autodiscipline suffisante, et que vous arrivez à être conscient et intègre vis-à-vis de votre rythme de vie. Si vous pensez que c'est le bon chemin pour intégrer ces changements dans votre quotidien alors n'hésitez pas à faire un petit bilan pendant une période de 3 mois, chaque semaine un jour précis. Vous pouvez tenir un journal de bord que vous pourrez remplir pour décrire la semaine que vous avez passée, et notez les intentions que vous avez pour la semaine à venir. Par exemple, pour la semaine suivante : "Semaine 3 : Diminution à 3 cafés par jour maximum, arrêt des activités diurnes à 22 h"

La méthode utilisée de façon occasionnelle vous donnera une aide ponctuelle, mais ne vous permettra pas un changement durable vers une meilleure qualité de vie. Ce qui est pourtant votre souhait profond très probablement. Aussi, on ne change pas du jour au lendemain. Il faut travailler pour développer patiemment son autodiscipline sans se frustrer si l'on ne voit pas immédiatement s'opérer un changement radical tel qu'on l'aurait aimé. Les habitudes se changent avec lenteur et conviction. Cela s'inscrit dans la nature humaine, nous connaissons tous les mêmes difficultés.

Comme dans tout travail, il faut parfois reprendre courage, se remotiver et repartir. Pour cela, il est très bon d'avoir conscience de ce que nous avons déjà réussi à accomplir.

Utilisez cette méthode de façon la plus régulière possible au début. Vous pouvez essayer de fonctionner par cycles de plusieurs semaines ou de plusieurs mois en fonction de votre situation et de vos capacités. Cela vous permettra petit à petit d'améliorer la qualité de votre sommeil en gardant à l'esprit que celui-ci a un impact positif dans votre travail et dans votre réalisation personnelle tout comme dans vos relations sociales. Le but doit être de réaliser l'équilibre de vie que vous souhaitez, pour vous et pour les autres.

Gardez à l'esprit les considérations simples qui vous ont poussé à débuter ce travail. Voyez les améliorations que vous avez déjà pu observer. N'oubliez pas que l'objectif à la clef est de pouvoir retrouver un bon sommeil ainsi qu'un temps éveillé dans lequel vous pourrez être pleinement présent.

Chapitre 13 : Améliorer votre qualité de sommeil dans le temps

VOUS avez fait le plus difficile : reconnaître le problème et faire le premier pas vers une solution. Réappropriez-vous ces temps qui sont les vôtres chaque soir, avant l'endormissement. Au moment du coucher vous savez maintenant que vous avez un outil qui va vous permettre petit à petit de trouver le sommeil. Soyez donc confiant et restez parfaitement relaxé, profitez. Pour pouvoir améliorer puis résoudre de façon définitive les problèmes auxquels vous avez fait face, définissez honnêtement la durée sur laquelle vous souhaitez vous engager à appliquer la discipline nécessaire en étant décidé et compréhensif avec vous-même.

Vous pouvez au cours des semaines répéter l'exercice du chapitre 4, consistant à noter vos heures d'endormissement et de lever afin de les représenter sur un graphique. Ce document vous permettra de conserver en mémoire quel était votre rythme et votre qualité de sommeil auparavant, et comment il a évolué en prenant de nouvelles habitudes. Les bons résultats que vous aurez obtenus seront l'élément le plus motivant pour ne pas perdre les bonnes pratiques que vous avez réussi à mettre en œuvre.

Maintenant, vous avez entre vos mains l'ensemble des clés vous permettant de trouver une bonne qualité de sommeil. J'espère que ce livre vous sera le plus profitable.

Le sommeil reflète également notre état psychique éveillé. Cela nous invite donc sans détour à améliorer autant la qualité de notre vie quotidienne. Travailler afin d'avoir des relations de plus en plus saines et détendues avec les autres. Résoudre dans notre temps diurne les différentes questions pratiques, philosophiques ou spirituelles qui se présentent à nous pour nous diriger vers un présent accompli. Cela pour notre propre bien et donc également pour le bien de nos proches ainsi que de notre entourage.

Le temps nocturne est un temps qui peut nous aider à comprendre une partie de notre psyché, de nos émotions, le temps diurne est le moment où l'on peut agir sur le monde, et il faut pour cela commencer par agir sur soi.

Vous avez aimé ce livre ?

En laissant un commentaire sur le site de votre magasin en ligne ou en partageant ce livre vous participez plus que vous ne le penseriez à sa réussite. Votre aide est précieuse et contribue à diffuser cet ouvrage auprès du plus grand nombre en lui donnant de la visibilité.

Merci !

Rejoignez la communauté de lecteurs !

Accédez aux téléchargements gratuits, forums, news :
http://www.booksforachange.com/fr/

Partagez vos expériences et vos questions sur le forum de discussion :
http://www.booksforachange.com/fr/forum-sommeil-insomnie/

Inscrivez-vous sur la newsletter :
http://www.booksforachange.com/fr/news/

Instagram

#SleepKeys
#SleepCuts

Soyez informés sur Instagram : @SleepCounselor

Twitter

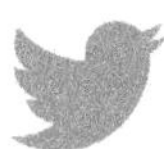

Suivez les publications Twitter sur : @SleepCounselor

Références

[1] https://news.gallup.com/poll/166553/less-recommended-amount-sleep.aspx
[2] https://www.thegoodbody.com/sleep-statistics/
[3] https://www.sciencedaily.com/releases/2018/06/180605154114.htm
[4] https://www.thegoodbody.com/sleep-statistics/
[5] https://www.healthline.com/health/sleep-deprivation/effects-on-body#1
[6]https://www.psychologytoday.com/us/blog/neuronarrative/201812/understanding-the-connection-between-sleep-and-anxiety
[7] https://www.webmd.com/sleep-disorders/guide/insomnia-symptoms-and-causes#1
[8] https://www.ncbi.nlm.nih.gov/pmc/articles/PMC3181635/
[9] "The Wisdom of the Body" Cannon B Walter

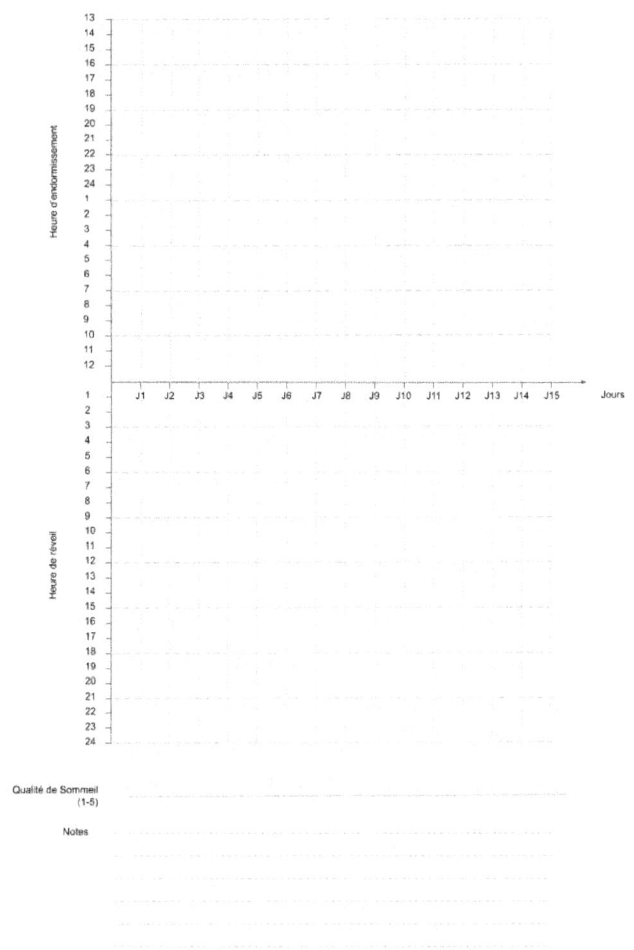

Modèle à détacher

http://www.booksforachange.com/fr/free-sleep-evaluation-tools

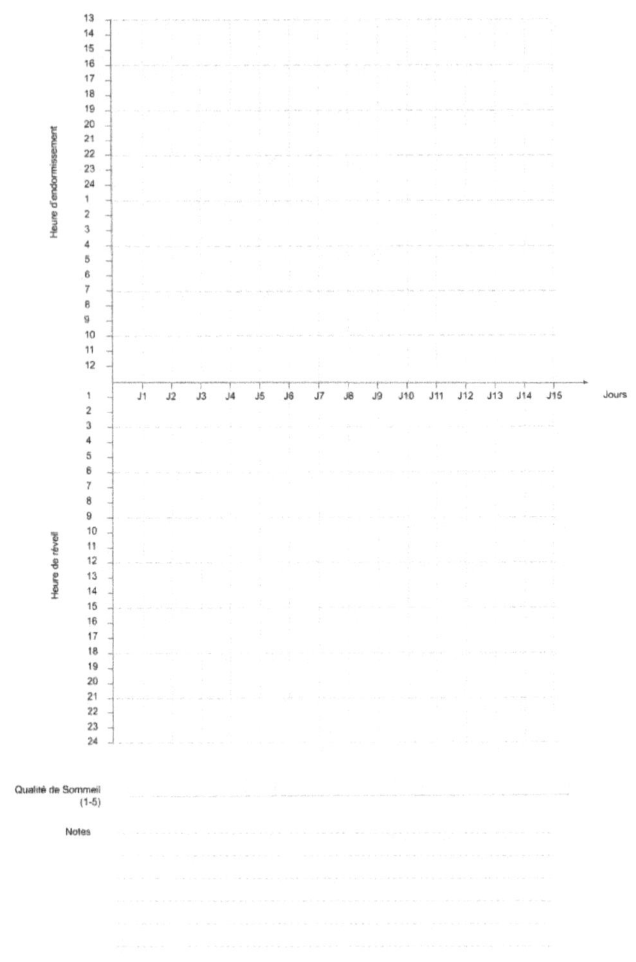

Modèle à détacher

http://www.booksforachange.com/fr/free-sleep-evaluation-tools

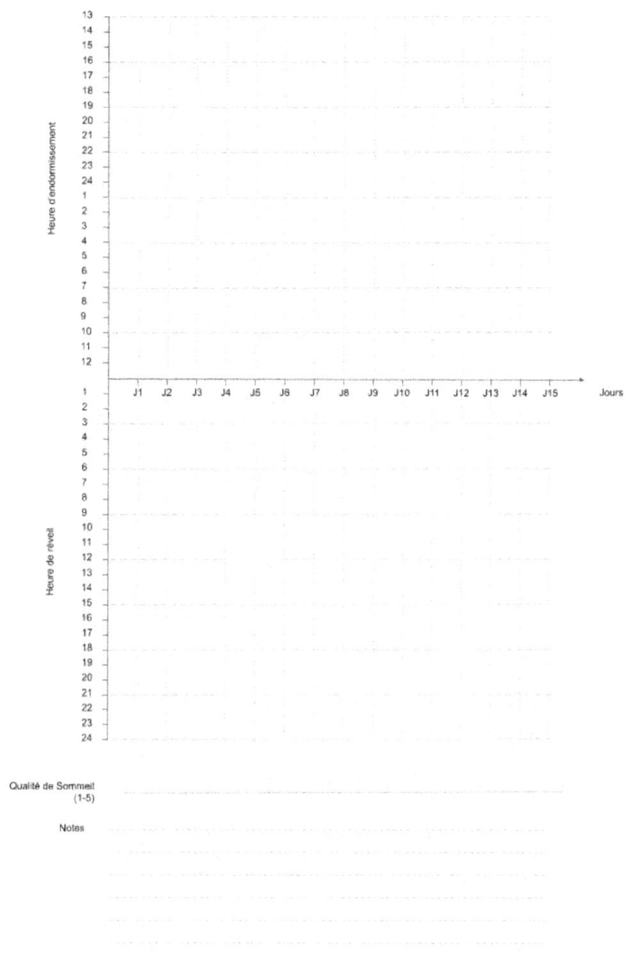

Modèle à détacher

http://www.booksforachange.com/fr/free-sleep-evaluation-tools

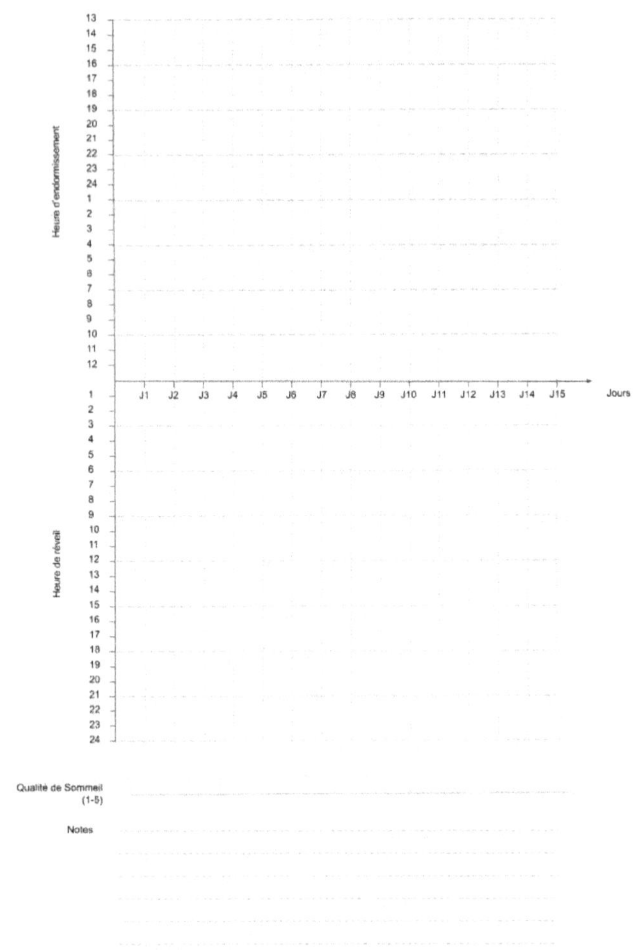

Modèle à détacher

http://www.booksforachange.com/fr/free-sleep-evaluation-tools

www.ingramcontent.com/pod-product-compliance
Lightning Source LLC
LaVergne TN
LVHW051224200726
843510LV00011B/1475